Yvon Brassard

# Apprendre à rédiger
# des notes d'évolution au dossier

## volume 1

quatrième édition
*revue et augmentée*

**Catalogage avant publication de Bibliothèque et Archives nationales du Québec et Bibliothèque et Archives Canada**

Brassard, Yvon, 1953-

    Apprendre à rédiger des notes d'évolution au dossier

    4e éd. rev. et corr.

    Pub. antérieurement sous le titre: Apprendre à rédiger des notres d'observation au dossier. 1989.

    Comprend des réf. bibliogr. et un index.

    ISBN 978-2-923565-06-4 (v. 1)

    1. Soins infirmiers - Feuilles de soins - Guides, manuels, etc. 2. Dossiers médicaux - Guides, manuels, etc. I. Titre. II. Titre: Apprendre à rédiger des notes d'observation au dossier.

RT24.B73 2008        610.73        C2008-941398-9

Copyright © 2008 Loze-Dion éditeur inc.

Loze-Dion éditeur, 95, rue Saint-Sylvestre, Longueuil (Québec) J4H2W1

Téléphone :    (450) 679-1955
Télécopieur:    (450) 679-6339
Courriel:    lozedion@lozedion.com
Web:    www.lozedion.com

Dépôt légal troisième trimestre 2008
Bibliothèque et Archives nationales du Québec, 2008
Bibliothèque et Archives Canada, 2008

*Imprimé au Canada*

Société
de développement
des entreprises
culturelles

Québec

Gouvernement du Québec - Programme de crédit d'impôt pour l'édition de livres - Gestion SODEC.

*Nous reconnaissons l'aide financière du gouvernement du Canada par l'entremise du Programme d'aide au développement de l'industrie de l'édition (PADIÉ) pour nos activités d'édition.*

# Préface

Voilà déjà plus de quinze ans qu'Yvon Brassard a associé son expérience d'infirmier et d'enseignant à l'idée que la documentation est à ce point importante qu'il faille y consacrer tous les efforts professionnels et l'énergie nécessaire pour écrire sur le sujet.

Son livre s'inscrit dans une préoccupation où l'infirmière joue un rôle de plus en plus important dans la santé de la population. En effet, dans un système en profondes transformations, et devant une complexité accrue des soins infirmiers, on constate que les compétences de l'infirmière sont de plus en plus sollicitées dans un contexte où les besoins de santé de la société sont sans cesse grandissants. Dans cette même perspective, l'adoption de la récente *Loi modifiant le Code des professions et d'autres dispositions législatives dans le domaine de la santé* (2003) va permettre le développement de nouvelles pratiques où l'infirmière est appelée à enrichir son rôle autonome. D'ores et déjà, on sait que les connaissances, habiletés et attitudes, ainsi que la capacité de démontrer son jugement clinique, qui relève de l'unicité de chaque situation souvent difficile et complexe, permettent à l'infirmière d'exercer pleinement son rôle. Une tenue de dossier rigoureuse représente un des aspects de l'exercice professionnel auquel la future infirmière et l'infirmière expérimentée ne peuvent se dérober.

Dans notre pratique quotidienne, des centaines de décisions sont prises *pour* et *avec* les clients que nous soignons. Dans cette optique, choisir relève d'activités reliées à l'évaluation, aux interventions et à la continuité des soins dans des contextes singuliers. Au-delà des décisions et des gestes infirmiers posés, il nous faut consigner des données sur la situation de santé du client, ses réactions à un traitement en cours, l'identification de ses besoins d'apprentissage, le plan des interventions cliniques, l'enseignement, l'administration de médicaments, l'accompagnement de ses proches, etc. Laisser « des traces » de nos actions dans le dossier de chaque client est incontournable ; pourtant, cela représente toujours un réel défi. Quand, quoi, comment écrire ? Questions fréquentes que se posent les étudiantes et les infirmières.

Dans son livre, l'auteur propose divers repères visant à soutenir une tenue de dossier rigoureuse qui reflète l'ensemble de la pratique infirmière en matière d'activités accomplies pour le client, tout en permettant de satisfaire les nombreuses exigences reliées à la documentation en général, tels les notes d'évolution, le plan de soins et le dossier de santé.

Pour ces raisons, le livre d'Yvon Brassard représente sans aucun doute un ouvrage de référence utile pour la future infirmière ou l'infirmière en exercice soucieuse de s'améliorer, pour s'enquérir ou réviser, selon le cas, des principes de base en matière de documentation, ainsi qu'aux diverses exigences cliniques, déontologiques ou juridiques.

L'auteur nous offre le résultat de plusieurs années d'expérience dans l'enseignement au niveau collégial. Son souci de faciliter l'apprentissage aux futures infirmières et à celles qui exercent est une préoccupation bien sentie tout au long de son argumentation. Habilement, il associe la théorie et la pratique, tantôt en appuyant ses propos par des références pertinentes et bien documentées, tantôt en l'illustrant d'une situation clinique significative : un client vivant une situation de soins particulière dans laquelle l'infirmière doit intervenir globalement en assurant une tenue de dossier de qualité optimale. De ce fait, le transfert des nouvelles connaissances s'en trouve grandement facilité.

Au moment où l'infirmière doit contribuer à satisfaire des besoins de santé des diverses clientèles soit à domicile, en centre hospitalier ou dans les milieux d'hébergement, et qu'elle doit prendre de plus en plus de décisions tout en répondant aux exigences d'une tenue de dossier rigoureuse, ce document constitue un outil de référence utile à une amélioration continue de la qualité de la documentation. Il apporte un nouvel éclairage sur la question et permet de mieux comprendre tout ce qu'impliquent la rédaction des notes de l'infirmière et une tenue de dossier satisfaisante.

Pour son professionnalisme et son souci de faire avancer la pratique, je félicite Yvon Brassard pour cette œuvre de qualité et pour sa contribution originale à la profession infirmière. Son entreprise courageuse nous permettra, je l'espère, de poursuivre l'amélioration du soin à la clientèle. Le défi est grand, certes, mais il s'inscrit en continuité avec l'historique et l'avancement de la pratique infirmière.

*Odette Roy, M. Sc. (inf.), MAP, Ph. D.*
*Infirmière clinicienne spécialisée*
*Hôpital Maisonneuve-Rosemont*

# TABLE DES MATIÈRES

## AVANT-PROPOS

Le travail quotidien de l'infirmière est rempli d'obligations tout aussi importantes les unes que les autres. Les responsabilités qui en découlent sont de plus en plus grandes, exigeantes et complexes. Les remises en question se font au gré des nouveautés amenées par les dernières modifications de la *Loi sur les infirmières et infirmiers,* du *Code des professions* et du *Code de déontologie.* La pratique infirmière se voit maintenant reconnaître légalement des activités réservées qui ont un impact réel sur la rédaction des notes d'observation au dossier du client. Visant à transmettre des informations spécifiques sur la condition de ce dernier, cette tâche représente donc un aspect fondamental de la communication professionnelle. À cet égard, les inscriptions au dossier doivent montrer, de manière encore plus évidente, l'évaluation continue de l'état du client. C'est non seulement utile à l'identification des problèmes infirmiers, mais cela témoigne également des éléments justifiant les décisions et les actions de l'infirmière au regard de ceux-ci. La préoccupation de rendre compte objectivement des situations de soins doit être la principale motivation à écrire des notes de qualité. *A priori*, ce miroir de la pratique professionnelle est un fidèle reflet du jugement clinique de l'infirmière et, *a posteriori*, du caractère autonome de notre profession.

Dans l'application à traduire en mots ce qui est observé et fait, il serait plus juste de parler de *notes d'évolution* ; c'est d'ailleurs l'expression que l'on retrouve dans le *Règlement sur l'organisation et l'administration des établissements.* En effet, au-delà de la simple documentation, c'est-à-dire l'enregistrement des observations brutes, il y a la façon dont une situation clinique se transforme, change, se modifie, évolue.

Les grandes philosophies de soins infirmiers reconnaissent que le client est le bénéficiaire de nos savoirs professionnels. La relation privilégiée de partenariat que l'infirmière crée avec lui contribue à choisir des activités de soins susceptibles de l'aider à se prendre en charge concernant sa situation de santé. Cette prémisse conduit inévitablement à une pratique rédactionnelle centrée non seulement sur l'évaluation de la condition du client, mais également sur sa réaction aux soins prodigués et sur son degré d'implication dans la satisfaction de ses besoins fondamentaux. Peu importe la manière d'organiser les inscriptions au dossier, le souci d'illustrer l'état clinique actuel du client et la contribution des soins infirmiers doivent transparaître. Nous avons choisi de développer la méthode narrative de rédaction des notes d'évolution parce qu'elle est très connue. Les données y sont rapportées dans une suite détaillée de faits.

Nous croyons que l'observation écrite a une valeur inestimable dans la compréhension de la condition globale du client. Nous voulons également démontrer que la reconnaissance du jugement clinique de l'infirmière à travers ses écrits s'impose de plus en plus comme un témoignage supplémentaire de sa compétence. Pour cela, il est important de développer l'habileté à trouver *quoi* écrire et *comment* le faire, car, comme le disait Boileau : « *Ce que l'on conçoit bien s'énonce clairement et les mots pour le dire arrivent aisément.* »

Puisse ce document vous aider justement à trouver les mots pour le dire.

*Yvon Brassard inf., M.Éd., D.E.*

2

# INTRODUCTION

Lors de vos stages dans les différents milieux où œuvrent les infirmières*, vous préciserez votre perception de la profession que vous avez choisie. Vous réaliserez plus l'importance de votre futur rôle, des obligations et des responsabilités qui vous attendent. Vous serez introduites à cette réalité par les exigences inhérentes à votre statut d'élève infirmière*. Pendant votre formation initiale en soins infirmiers, vous apprendrez à rédiger des notes d'évolution au dossier du client**. Vous devrez vous acquitter de cette tâche avec diligence et minutie, d'où l'importance de vous appliquer à le faire le plus pertinemment possible. Le présent ouvrage se veut d'abord et avant tout un instrument d'apprentissage pour vous aider à développer votre compétence à consigner l'information au dossier.

Vous constaterez que ce livre contient à la fois des explications et des exercices. Des questions vous sont posées à maintes reprises après certaines explications ou à la fin d'un chapitre. Lorsque cela se présente, vous devez choisir la réponse qui vous semble la plus appropriée et passer à la page indiquée vis-à-vis la réponse choisie. Vous n'avez donc pas à lire toutes les pages ; suivez seulement les instructions données. Pour certains sujets, vous avez à étudier de courts textes inspirés de vraies situations. Les éléments questionnés visent à développer votre capacité à juger de la pertinence de ce qui doit être écrit. Dans plusieurs cas, des exemples acceptables de formulation de notes d'évolution vous sont présentés. La plupart de ces exemples sont des adaptations de situations réelles.

**Passez à l'étude du chapitre 1, page 5.**

---

* Seul le générique féminin est utilisé pour désigner les élèves et les infirmières, sans aucune discrimination et dans le seul but d'alléger la lecture du texte.

** La *Loi sur les services de santé et les services sociaux* utilise le mot *usager* plutôt que *client*. Étant donné qu'il n'y a aucune implication juridique à employer le mot *client*, nous choisissons ce terme pour désigner la personne qui reçoit les soins.

# CHAPITRE I

# GÉNÉRALITÉS SUR LE DOSSIER

## But de l'étude de ce chapitre

Être sensibilisée à l'importance de la tenue d'un dossier pour chaque client.

## Objectif général

Connaître les notions élémentaires reliées à la tenue du dossier.

## Objectifs spécifiques

Après avoir complété l'étude de ce chapitre, vous devriez être en mesure :

- d'identifier les différentes utilisations qu'on peut faire du dossier ;

- d'identifier les catégories de professionnels concernés par la tenue du dossier ;

- de reconnaître les principales feuilles du dossier utilisées par l'infirmière ;

- de nommer les références légales qui concernent la tenue du dossier de santé.

## 1.1 Justifications de la tenue d'un dossier

Le dossier constitue un ensemble d'informations sur le client. Il renseigne sur son état de santé, les diagnostics médicaux, les diverses méthodes diagnostiques et thérapeutiques appliquées ainsi que leurs résultats. Il est le témoin fidèle des soins cliniques professionnels dont le client a besoin[1-2], et il doit être avant tout destiné à servir ses intérêts et à guider les soins[3]. Il permet d'attester que chaque intervenant, selon son appartenance professionnelle, a fourni les services requis. Il devrait contenir des données aidant à reconstituer l'évolution de la condition du client[4]. Chaque professionnel de l'équipe de santé peut le consulter puisqu'il s'avère une excellente source de renseignements.

C'est un document juridique, légalement constitué. En effet, la *Loi sur les services de santé et les services sociaux* stipule que :

> « Le gouvernement peut par règlement (...) déterminer des normes relatives à la constitution et à la tenue des dossiers des usagers, aux éléments et aux pièces qui y sont contenus ainsi qu'à leur consultation et à leur transfert[5]. »

En outre, le *Règlement sur l'organisation et l'administration des établissements* précise le contenu d'un dossier tenu par un centre hospitalier, un centre de services sociaux, un centre d'accueil et un centre local de services communautaires[6].

Puisqu'il s'avère un outil informatif précieux, le dossier peut être utilisé à de multiples fins (encadré 1.1) :

- **C'est un moyen de communication fiable, précis et efficace** puisqu'on y retrouve la contribution de chaque intervenant impliqué dans les activités de soins au client. Les informations qui s'y trouvent renseignent sur la condition de ce dernier et permettent de comprendre sa situation dans ses aspects variés. Les membres de l'équipe soignante peuvent donc y trouver des éléments pertinents dans l'exercice de leur jugement professionnel et faire ainsi un choix plus judicieux d'un traitement approprié.

- **On peut l'employer dans un but de recherche**, en étudiant des thérapeutiques déjà appliquées à des clients présentant un même problème de santé, et fournir ainsi des indications pour le traitement éventuel d'un autre client. Il est utile pour déterminer le

6

profil d'un groupe de clients. Un dossier d'hospitalisation antérieure peut aider à résoudre un problème actuel.

- **Il est également une source de données statistiques** utiles au développement et aux besoins futurs d'un établissement de santé : fréquence des désordres cliniques et des complications, nombre de naissances et particularités des accouchements, taux de mortalité et de rétablissement, caractéristiques d'une clientèle particulière, etc.

- **C'est un document pédagogique** contribuant à la formation des stagiaires du domaine de la santé : soins infirmiers, médecine et autres disciplines connexes. Comme ressource éducative, il est un outil précieux dans l'apprentissage du langage médical, des pathologies et des façons de les traiter. Il sert en plus à comprendre une situation clinique, contribuant ainsi au développement de la pensée critique. Il permet donc de faire le lien entre des notions théoriques et leurs applications pratiques.

- **Il peut aider les comités d'inspection professionnelle**, dont celui de l'Ordre des infirmières et infirmiers du Québec, dans le cadre de leur mandat de surveillance générale de l'exercice, pour la protection du public, pour le maintien de la compétence et de la qualité des services offerts. Il aide à démontrer que les soins prodigués répondent aux normes et aux critères de l'exercice professionnel, et à servir ainsi de guide dans l'amélioration de la pratique.

- **Il peut servir de preuve en justice.** En cas de problèmes légaux, il contribue à clarifier des points litigieux et à protéger ainsi le client, les intervenants et l'établissement. Ce qui est documenté peut avoir un impact évident dans la démonstration de la responsabilité professionnelle.

---

**Encadré 1.1**
Raisons d'être du dossier de santé du client

Outil de communication ;
Sert à des fins de recherche en santé ;
Fournit des données statistiques ;
Utilisé à des fins pédagogiques ;
Instrument d'évaluation de la qualité des services professionnels ;
Document juridique.

---

## 1.2 Professionnels utilisant le dossier et les feuilles respectives

Plusieurs professionnels sont obligés d'écrire des notes se rapportant aux soins spécialisés qu'ils dispensent, dans le dossier du client. Parmi ceux-ci, on retrouve :

### 1. L'infirmière

Elle utilise principalement (voir annexe I) :

a)  **une feuille de graphique** (n° 2) sur laquelle elle inscrit les signes vitaux pris quotidiennement, de même que d'autres informations comme la masse et la taille, la surveillance de l'élimination urinaire et intestinale. Selon les milieux, cette feuille peut porter le nom de *Graphique, Signes vitaux, Paramètres fondamentaux* ou un autre nom ;

b)  **une feuille de note d'évolution** (n° 1) spécifique des observations concernant les soins qu'elle prodigue et aux réactions du client à ceux-ci. Son appellation diffère selon les centres : *Notes d'observation, Observations de l'infirmière, Notes d'évolution, Compte rendu de soins infirmiers (longue durée), Observations en soins infirmiers,* etc. ;

c)  **une feuille de médication** où elle enregistre les médicaments qu'elle a administrés et parfois même certaines méthodes de soins comme les pansements. On peut la retrouver sous le nom de *Profil pharmacologique, Médication,* ou tout simplement *Feuille de médicaments* ;

d)  **d'autres feuilles**, selon les particularités de l'état de santé du client. Par exemple, une feuille d'observation spéciale (n° 3) pour les signes vitaux pris fréquemment durant une courte période (après une intervention chirurgicale, entre autres) ; une feuille de dosage (n° 11) sur laquelle sont inscrites les quantités des liquides ingérés et excrétés ; une feuille de surveillance de la condition neurologique (n° 12) (lors d'un traumatisme crânien ou d'une chirurgie au cerveau) ; une feuille concernant des éléments de vérification clinique particulière, comme le taux de sucre sanguin chez la personne diabétique ou les valeurs de l'oxymétrie pulsée (saturométrie).

**2. Le médecin**

Il utilise surtout (voir annexe I) :

a) **une feuille d'ordonnances** ($n^{os}$ 4, 5 et 6) sur laquelle il écrit ses prescriptions relatives aux traitements médicaux et aux aspects de la surveillance médicale : médicaments, examens de laboratoire ou en imagerie médicale, et autres ;

b) **une feuille d'évolution** ($n^o$ 7) où les changements dans l'état du client à la suite des traitements médicaux appliqués sont notés. **ATTENTION !** Cette feuille n'est pas la même que celle où l'infirmière détaille ses observations relatives à l'évaluation clinique qu'elle fait de la condition du client et des soins qu'elle prodigue ;

c) **une feuille d'anamnèse** ($n^o$ 8) où il consigne les antécédents personnels et médicaux du client ainsi que l'évaluation de son état de santé actuel, selon l'examen physique qu'il a fait ($n^o$ 9).

**3. Les médecins consultants**

Ils interviennent dans la situation du client à la demande du médecin traitant quand celui-ci a besoin de l'opinion d'un spécialiste sur un aspect particulier. Ils inscrivent alors leurs commentaires sur une feuille de *Consultation* ($n^o$ 14).

**4. Les autres membres de l'équipe interdisciplinaire : inhalothérapeute, physiothérapeute, ergothérapeute, diététiste, travailleur social, orthophoniste, audiologiste**

Quand ils interviennent dans le traitement global du client, ils rédigent leurs observations sur des feuilles identifiées à leur service respectif ($n^{os}$ 10 et 13), ou sur une *Requête de services professionnels* ($n^o$ 15). L'infirmière peut donc s'enquérir de leur évaluation, de leur opinion concernant l'état du client, de l'approche qu'ils ont choisie et des impacts de celle-ci en consultant ce qu'ils ont écrit.

## 1.3 Autres feuilles retrouvées dans le dossier du client

En plus de celles déjà expliquées, d'autres feuilles sont fréquemment consultées autant par l'infirmière que par le médecin. Tous les rapports d'épreuves diagnostiques, que ce soit les tests faits en laboratoire, les examens en imagerie médicale et en médecine nucléaire ou les moyens d'évaluation électrophysiologique, contribuent bien sûr à l'établissement du diagnostic médical et à la détermination d'un traitement approprié, mais également à suivre l'évolution d'une situation clinique.

Le document attestant que le client accepte de recevoir des soins (n° 16) est d'une importance capitale du point de vue légal. En effet, l'infirmière est souvent appelée à demander un tel consentement et à témoigner, par sa signature, que c'est bien le client qui a consenti (dans le cas d'une chirurgie entre autres). Cependant, des obligations légales et morales s'appliquent à l'obtention d'un tel consentement[7].

Les protocoles d'anesthésie et opératoire, de même que les observations en salle de réveil, constituent une autre source de renseignements fort utiles pour le client ayant subi une chirurgie, que ce soit sur une base ambulatoire ou pour une hospitalisation plus ou moins longue.

## 1.4 Accès au dossier

Même si le dossier est au nom du client, il demeure sous la garde de l'établissement. La *Loi sur les services de santé et les services sociaux* reconnaît le droit d'accès du client à son dossier. Cependant, certaines modalités s'appliquent à ce droit.

> « Tout usager de 14 ans et plus a droit d'accès à son dossier. Toutefois, l'établissement peut lui en refuser l'accès momentanément si, de l'avis de son médecin traitant ou du médecin désigné par le directeur général de l'établissement, la communication du dossier ou d'une partie de celui-ci causerait vraisemblablement un préjudice grave à la santé de l'usager. Dans ce cas, l'établissement, sur la recommandation du médecin, détermine le moment où le dossier ou la partie dont l'accès a été refusé pourra être communiqué à l'usager et en avise celui-ci[8]. »

Même si tous les intervenants peuvent consulter le dossier d'un client, les personnes non concernées ne peuvent y accéder. En effet :

> « Le dossier d'un usager est confidentiel et nul ne peut y avoir accès, si ce n'est avec l'autorisation de l'usager ou de la personne pouvant donner une autorisation en son nom, sur l'ordre d'un tribunal ou d'un coroner dans l'exercice de ses fonctions ou dans le cas où la

présente loi prévoit que la communication de renseignements contenus dans le dossier peut être requise d'un établissement[9].»

L'infirmière exerçant dans le secteur public, à titre de professionnelle en soins infirmiers, est appelée à respecter l'accessibilité du client à son dossier. La confidentialité doit, par contre, être assurée en tout temps.

« L'infirmière ou l'infirmier qui exerce sa profession dans un organisme public visé par la *Loi sur l'accès aux documents des organismes publics et sur la protection des renseignements personnels* (L.R.Q., c. A-2.1) ou dans un centre exploité par un établissement au sens de la *Loi sur les services de santé et les services sociaux* (L.R.Q., c. S-4.2) ou de la *Loi sur les services de santé et les services sociaux pour les autochtones cris* (L.R.Q., c. S-5) doit respecter les règles d'accessibilité et de rectification des dossiers prévus dans ces lois et en faciliter l'application[10].»

Avant de passer à l'étude du deuxième chapitre, vérifiez si vous avez bien compris les notions contenues dans celui-ci, en répondant aux questions suivantes :

---

**1. Les données ayant rapport à la prise de température quotidienne et aux effets d'un analgésique sur le soulagement de la douleur ressentie par un client sont consignées au dossier :**

---

**a)** par le médecin.

**Passez à la page 12.**

**b)** par l'infirmière.

**Passez à la page 13.**

Vous croyez qu'il revient au médecin d'inscrire ces informations au dossier ? Celui-ci utilise des feuilles particulières pour prescrire des médicaments, des examens de diagnostic et des soins médicaux selon le problème de santé du client. Il peut aussi demander l'avis de collègues spécialistes, lesquels feront rapport sur une feuille de *Consultation médicale*. Sur la feuille de *Notes d'évolution*, il indique également les changements dans l'état du client en fonction des traitements appliqués. Il analyse les informations ayant trait aux signes vitaux et aux manifestations cliniques présentées pour décider d'une approche thérapeutique appropriée, laquelle sera révisée selon les résultats observés. Il y marque en plus les actes médicaux qu'il effectue.

Évidemment, il peut se servir des informations consignées par l'infirmière pour orienter ses décisions, mais ce n'est pas lui qui inscrit ce genre de renseignements sur les feuilles utilisées par le personnel infirmier.

**Revenez à la page 11 et choisissez l'autre réponse.**

L'infirmière inscrit les signes vitaux qu'elle prend quotidiennement sur une feuille graphique, qu'on peut retrouver sous l'appellation de *Paramètres fondamentaux* ou *Signes vitaux*. Lors de vos premiers stages, vous aurez à utiliser une telle feuille. On y retrouve des données sur la température, la pression artérielle, le pouls et la respiration. Quand on doit vérifier ces paramètres plus fréquemment, chaque 30 minutes ou chaque heure par exemple, on utilise une autre feuille (voir annexe I, *Paramètres supplémentaires*).

Les constatations concernant les résultats des soins infirmiers prodigués, après l'administration d'un médicament analgésique entre autres, sont notées par l'infirmière, sur une feuille qui lui est réservée. Ce type de renseignements montre l'évaluation qu'elle fait à la suite d'une intervention. Cela peut contribuer à trouver des moyens pour amener le client à se prendre en charge à propos de sa santé.

Beaucoup d'autres éléments peuvent faire partie des notes d'évolution, comme nous le démontrerons en cours de route. Retenez ceci dès maintenant :

> **Les notes de l'infirmière doivent informer pertinemment de la condition clinique globale du client.**

**Répondez à la question 2 à la page 15.**

13

**2. Les autres professionnels de l'équipe de soins peuvent s'enquérir des effets d'un traitement respiratoire donné par l'inhalothérapeute :**

a) en lisant les notes de l'infirmière.

**Passez à la page 16.**

b) en consultant le dossier du client.

**Passez à la page 17.**

c) en interrogeant tout simplement le client.

**Passez à la page 18.**

Plusieurs infirmières inscrivent les soins faits par d'autres professionnels dans leurs notes. Il n'est pas rare de lire « *Traitement d'aérosolthérapie par inhalothérapeute* », ou encore « *Physiothérapie au lit par physiothérapeute* ». Certains auteurs affirment que les notes de l'infirmière devraient contenir les activités des autres membres de l'équipe de santé.

**Il faut réaliser que l'obligation légale d'écrire des notes au dossier s'applique à toutes les catégories d'intervenants :**

Le dossier tenu par un centre hospitalier comprend notamment :

> « Les notes d'évolution rédigées par les médecins, les dentistes, les pharmaciens et les membres du personnel clinique[11]. »

De ce fait, il est de la responsabilité de chaque personne d'inscrire les soins qu'elle dispense. **Les médecins et autres professionnels de la santé n'ont pas à compter sur l'infirmière pour écrire des informations concernant leurs services.**

Par contre, lorsque l'infirmière assure une surveillance spéciale après une activité de soins effectuée par quelqu'un d'autre, il est pertinent de noter ce qu'elle observe à la suite de ce qui a été fait.

Par exemple :

« *Toux grasse, expectore des sécrétions jaunâtres et épaisses après traitement d'inhalothérapie.* »

« *Refuse de marcher dans le corridor ; dit être fatigué à cause des exercices faits en physiothérapie.* »

De cette manière, les notes montrent de façon plus évidente l'apport des soins infirmiers dans le traitement global du problème de santé du client. En plus, elles mettent en lumière le lien de complémentarité entre professionnels. **L'infirmière n'a pas à se sentir mal à l'aise parce qu'elle n'inscrit pas ce que les autres font et ne doit surtout pas assumer la responsabilité légale des autres intervenants.**

**Revenez à la page 15 et répondez à nouveau à la question 2.**

C'est vrai, puisque chaque professionnel donnant un service particulier au client doit compléter des notes qui rendent compte des interventions et des traitements effectués, et de leurs résultats. C'est même une responsabilité découlant d'une obligation légale[12]. Le dossier représente donc un média de communication et un instrument d'information précis et efficace. Il renseigne sur les différents aspects des soins au client.

Voulez-vous en connaître plus sur l'enseignement détaillé du régime alimentaire d'un client diabétique ? Consultez la feuille du service de diététique.

Une consultation a été demandée à une travailleuse sociale à propos d'un éventuel retour à domicile d'une cliente âgée, vivant seule, présentant un problème d'incontinence urinaire et des troubles cognitifs. Vous désirez savoir ce qu'elle en pense et les démarches qu'elle a entreprises ? Reportez-vous à la feuille du service social.

Un client hémiplégique est suivi en réadaptation. Vous aurez des détails sur l'évaluation de son équilibre à la marche en lisant les notes de la physiothérapeute.

Le médecin traitant a demandé l'opinion d'une consœur ophtalmologiste parce qu'un client présente des complications visuelles du diabète. Pour être informée de ce que cette spécialiste pense du problème, lisez la feuille de *Consultation médicale.*

Un client a besoin qu'on adapte son environnement à la maison pour qu'il puisse être le plus autonome possible dans ses autosoins. Les informations consignées par l'ergothérapeute seront très utiles pour l'infirmière de liaison.

En plus d'être intéressant, cela apporte des éléments nouveaux et complémentaires pour mieux connaître le client, et contribue à une plus grande compréhension de sa situation.

**Vous pouvez passer à l'étude du chapitre II, page 22.**

Quand le client est en mesure de donner cette information, on n'a pas à le mettre en doute. N'oublions pas qu'il représente la source première où l'infirmière puise des renseignements pour une collecte de données. Cependant, s'il a de la difficulté à s'exprimer, s'il tient des propos incohérents, s'il est extrêmement souffrant ou s'il n'en a tout simplement pas envie, cela peut s'avérer compliqué d'obtenir l'information désirée. Il se peut également qu'il ne comprenne pas très bien les différents aspects de ses traitements et qu'il n'ose pas demander plus d'explications. Certaines personnes s'en remettent avec confiance aux professionnels pour les ramener à un meilleur état de santé. Dans de tels cas, il est possible qu'on ne puisse pas obtenir les informations que l'on recherche.

Il existe un moyen plus sûr d'être au courant des activités d'un autre professionnel.

**Revenez à la page 15 et répondez à nouveau à la question 2.**

## Points importants à retenir

- Le dossier du client sert avant tout à transmettre de l'information sur l'évaluation de sa condition clinique, sur les soins globaux prodigués et les services professionnels utilisés.

- Chaque intervenant impliqué dans la situation du client est tenu, par le *Règlement sur l'organisation et l'administration des établissements*, d'y consigner des notes d'évolution.

- Parmi les nombreuses feuilles retrouvées dans le dossier, certaines ne sont utilisées que par l'infirmière ; d'autres, par le médecin ou les différents professionnels. Tous peuvent les consulter à condition d'être impliqués directement dans la situation de santé du client.

- L'accès du client à son dossier est un droit reconnu par la *Loi sur les services de santé et les services sociaux*. Cependant, certaines restrictions peuvent s'appliquer. N'accède pas au dossier du client qui veut.

## Note et références

1. POTTER, Patricia A. et Anne G. PERRY. *Soins infirmiers*, Laval, Groupe Beauchemin éditeur, 2005, p. 376.

2. KOZIER, Barbara *et al. Fundamentals of Nursing*, Toronto, Prentice Hall, 2004, p. 444.

3. ASSOCIATION DES INFIRMIÈRES ET INFIRMIERS DU NOUVEAU-BRUNSWICK. *Tenue de dossiers : normes à l'intention des infirmières immatriculées*, 2002, p. 2.

4. YOCUM, R. Fay. « Documenting for Quality Patient Care », *Nursing*, vol. 32, n° 8, August 2002, p. 59.

5. GOUVERNEMENT DU QUÉBEC. *Loi sur les services de santé et les services sociaux, LRQ, chapitre S-4.2*, à jour au 15 mai 2008, [Québec], Éditeur officiel du Québec, article 505, paragraphe 24.

6. GOUVERNEMENT DU QUÉBEC. *Règlement sur l'organisation et l'administration des établissements, S-5, r.3.01*, dernière version disponible 28 mai 2008, [Québec], Éditeur officiel du Québec, articles 53, 54, 55, 56.

7. Nous avons choisi de ne pas détailler ici les obligations légales et les considérations morales pour obtenir un consentement éclairé du client parce que l'importance est mise sur l'existence d'un tel document plutôt que sur les moyens de l'obtenir. Cet aspect est vu dans le programme de formation initiale en soins infirmiers.

8. GOUVERNEMENT DU QUÉBEC. *Loi sur les services de santé et les services sociaux, LRQ, chapitre S-4.2, Op. cit.*, article 17.

9. *Ibid.*, article 19.

10. ORDRE DES INFIRMIÈRES ET INFIRMIERS DU QUÉBEC. *Code de déontologie des infirmières et infirmiers, c. I-8, r.4.1*, dernière version disponible 30 novembre 2005, [Québec], Éditeur officiel du Québec, article 59.

11. GOUVERNEMENT DU QUÉBEC. *Règlement sur l'organisation et l'administration des établissements, S-5, r.3.01, Op. cit.*, article 53.

Le libellé est le même pour les articles 55 et 56 à propos des centres d'accueil et des centres locaux de services communautaires. Pour l'article 54, il se lit comme suit :

Le dossier tenu par un centre de services sociaux comprend notamment : 4° les notes d'évolution rédigées par les membres du personnel clinique.

12. *Ibid.*

# CHAPITRE II

# NOTES D'ÉVOLUTION DE L'INFIRMIÈRE

## But de l'étude de ce chapitre

Réaliser l'importance professionnelle d'une rédaction judicieuse des notes au dossier.

## Objectifs généraux

- Connaître les justifications de la rédaction des notes d'évolution de l'infirmière ;
- Analyser l'importance des annotations de l'infirmière au dossier du client.

## Objectifs spécifiques

Après avoir complété l'étude de ce chapitre, vous devriez être en mesure :

- de définir ce qu'est une note d'évolution ;
- d'expliquer l'importance de l'objectivité dans ce qu'on écrit au dossier ;
- d'énoncer les buts particuliers de la rédaction des notes d'évolution ;
- de reconnaître les répercussions des changements à la *Loi sur les infirmières et infirmiers* sur le contenu des notes d'évolution ;
- de discuter de l'impact légal de la documentation des soins infirmiers ;
- de justifier l'importance des notes de l'infirmière du point de vue déontologique ;
- d'expliquer ce qu'est une note factuelle ;
- de différencier une donnée objective d'une donnée subjective ;
- d'identifier les éléments interprétables dans une note d'évolution.

## 2.1 Qu'est-ce qu'une note d'évolution ?

Le *Règlement sur l'organisation et l'administration des établissements* oblige tous les membres du personnel clinique à écrire des **notes d'évolution** au dossier du client[1], sans toutefois en préciser la définition et encore moins le contenu. L'expression *notes d'observation* est plus souvent retenue parce que plus répandue ; il serait toutefois plus juste d'utiliser l'appellation retrouvée dans le texte de loi. Cependant, on peut tenter d'en énoncer une définition à partir des mots qui la constituent[2].

Une **note** est une courte indication que l'on écrit pour se rappeler quelque chose, une brève communication écrite destinée à informer. On retrouve donc ici deux éléments de base : **on** ⏐**écrit**⏐ **pour** ⏐**informer**⏐[3]. C'est le point de départ pour justifier l'importance de la documentation des soins infirmiers.

L'**observation** représente l'action de regarder avec attention les êtres, les choses, les évènements, les phénomènes, pour les étudier, les surveiller, en tirer des conclusions. C'est un compte rendu, un ensemble de remarques, de réflexions de quelqu'un qui a observé, étudié quelque chose. **Observer** signifie qu'on examine attentivement pour surveiller. N'est-ce pas justement ce que l'infirmière fait quand elle **évalue** la condition du client ? Les notes qu'elle écrit dans le dossier constituent alors un rapport de ses constatations. La notion d'**évaluation** implique de porter un jugement clinique sur la situation d'une personne à partir des informations dont un professionnel dispose et de communiquer les conclusions de ce jugement.

L'**évolution** est une transformation graduelle et continuelle. L'infirmière montre l'évolution d'une situation clinique par la description des informations qu'elle a recueillies par ses observations[4]. **Décrire** réfère à la représentation d'une chose par écrit. Il serait donc plus approprié de parler de **notes d'évolution** plutôt que de *notes d'observation*, non seulement pour respecter l'appellation retrouvée dans la loi, mais surtout parce que la documentation infirmière au dossier du client contient beaucoup plus que de simples observations.

À la lumière de ces explications sémantiques, nous osons émettre cet essai de définition :

**Une note d'évolution est un compte rendu descriptif de l'état du client.**

Même simpliste, cette définition place le client au centre de la description et renvoie à l'évaluation de sa condition. L'infirmière ne peut décrire si elle n'a pas observé et ne peut observer si elle n'est pas près du client. Bien sûr, elle ne doit pas se limiter à documenter les données qu'elle a obtenues, car celles-ci déterminent le choix de ses interventions. Décrire l'état du client implique également les détails concernant les soins prodigués et la vérification de leurs effets. Les notes sont non seulement un miroir de la compétence à intervenir, mais également un fidèle reflet de la pratique professionnelle. En définitive, c'est un témoignage écrit de la situation globale du client[5].

À cela, il faut ajouter que les notes doivent être écrites dans un état d'objectivité mentale. L'**objectivité** est la qualité d'une personne qui porte un jugement objectif, qui sait faire abstraction de ses préférences personnelles ; c'est la qualité de ce qui est conforme à la réalité, de ce qui est décrit avec exactitude[6]. Cette notion est déterminante du point de vue légal puisque l'infirmière ne doit pas se laisser influencer par ses valeurs personnelles quand elle rédige ses notes. Aucun parti pris ne doit transparaître. Le souci de rapporter une situation en ne relatant que les faits doit être évident, sinon la crédibilité de la documentation peut être remise en question. Celle qui donne son opinion, qui émet des jugements désobligeants, qui s'attarde à des suppositions plutôt qu'à des constatations, qui censure le contenu de ses écrits, qui cherche à se justifier pour éviter les remarques désagréables, montre sa subjectivité et ne représente donc pas une personne objective.

## 2.2 Justifications de la rédaction des notes d'évolution

Pourquoi écrire ? À quoi servent les informations que l'infirmière prend le temps de consigner dans le dossier ? Qu'est-ce qui justifie qu'on accorde autant d'importance à cette activité inhérente à la pratique des soins infirmiers ? Plusieurs raisons expliquent le bien-fondé de cette tâche (encadré 2.1). Au-delà de l'obligation légale, c'est une grande responsabilité professionnelle qui devrait refléter une pratique infirmière de qualité.

1. **Les notes d'évolution servent à transmettre de l'information sur le client**[7-8-9-10-11].

C'est d'abord et avant tout ce point qui devrait guider l'infirmière lorsqu'elle s'acquitte de cette fonction. Le souci de rendre compte de la condition clinique, de l'évolution par rapport à l'état de santé, devrait être le principal leitmotiv.

Les notes d'évolution renseignent tous ceux et celles qui interviennent dans les soins, principalement les autres infirmières. Cela facilite la compréhension de la situation globale du client tout en contribuant à une meilleure communication entre les différents intervenants de l'équipe de santé.

En prenant son quart de travail, l'infirmière devrait avoir une idée précise du client, seulement en lisant les notes du service précédent. Elle devrait être en mesure de le visualiser, de se représenter mentalement les problèmes qu'il présente, les interventions qui ont été appliquées, de même que le résultat de celles-ci. En plus d'informer rapidement sur les évènements qui se sont passés et sur l'évolution d'une situation clinique, c'est un excellent moyen pour mieux connaître le client ; une bonne documentation devrait donc en donner une image objective[12].

Les autres professionnels peuvent y puiser des renseignements précieux qui les aideront à offrir un service encore plus adapté aux besoins de la personne. Les données qu'on y retrouve peuvent appuyer la prise de décisions cliniques dans un cadre interdisciplinaire[13]. Cette tâche s'inscrit donc dans une perspective de complémentarité[14].

2. **Elles favorisent une plus grande coordination dans la planification des soins et sont essentielles pour en assurer la continuité**[15-16-17-18].

Elles doivent donc montrer l'état du client d'un service à l'autre, un peu comme une suite d'images. Idéalement, on devrait pouvoir reconnaître les changements dans sa condition et suivre son évolution. Elles devraient démontrer qu'une attention continue est observée. De ce fait, elles aident à coordonner les soins en fonction de ceux déjà prodigués et de leurs résultats. Une mise à jour des données recueillies sur la condition du client maintient le caractère d'actualité des informations et démontre le processus constant d'évaluation. Des notes complètes mettant en évidence les détails d'une situation clinique fournissent aux intervenants qui prennent la relève de bonnes informations susceptibles de les aider à assurer une continuité de soins. En définitive, c'est une démarche très dynamique.

**3. Elles témoignent de la qualité et de l'efficacité des soins infirmiers prodigués[19-20].**

Des notes complètes supposent des soins complets et une surveillance adéquate. Elles devraient montrer non seulement la réponse du client aux interventions, mais également les données sur lesquelles l'infirmière appuie ses décisions de soins. Indubitablement, cet aspect est révélateur du degré d'excellence de l'exercice professionnel. Les notes peuvent établir que les moyens pour satisfaire les besoins perturbés à cause d'un changement subit ont été pris et prouver ainsi que certaines normes de pratique ont été rencontrées[21-22]. Elles sont, à juste titre, le miroir d'un service infirmier de qualité et l'image du caractère indépendant de notre profession. **Quand les notes sont pauvres et ne répondent pas aux standards établis, il est facile de conclure que les soins ont également été pauvres et qu'il y a eu un manque de professionnalisme dans la prestation des soins[23].**

**4. Elles fournissent des données utiles pour la recherche et le développement des sciences infirmières, et l'enseignement[24].**

Plusieurs infirmières œuvrent dans le domaine de la recherche scientifique orientée vers les soins infirmiers. Leurs travaux contribuent à l'avancement de la profession. Selon leurs sujets d'étude, les notes d'évolution peuvent être une source de renseignements appropriée.

De même, leur utilité pédagogique est remarquable quant à l'influence qu'elles exercent sur l'apprentissage de cette fonction. Vous serez sans doute tentées d'imiter la façon d'écrire des infirmières expérimentées. À tout le moins, vous aurez le réflexe de vous en inspirer pour trouver *quoi* écrire et *comment* le faire.

---

**Encadré 2.1**
Raisons d'être des notes d'évolution de l'infirmière

---

Transmission d'informations sur le client ;
Coordination et continuité des soins ;
Preuve de qualité et d'efficacité des soins infirmiers prodigués ;
Utilité pour la recherche en sciences infirmières et l'enseignement des soins infirmiers ;
Obligation légale.

---

## 2.3 Impacts des changements à la *Loi sur les infirmières et infirmiers*

La *Loi sur les infirmières et infirmiers* a subi d'importantes modifications en 2003, à la suite de l'entrée en vigueur de la *Loi modifiant le Code des professions et d'autres dispositions législatives dans le domaine de la santé*[25]. En effet, la nouvelle définition de l'exercice infirmier accorde une place prépondérante à l'évaluation de l'état de santé d'une personne, à la détermination et à la réalisation du plan de soins et de traitements infirmiers[26]. Au-delà de la compétence de l'infirmière, son jugement clinique et sa capacité à prendre des décisions de soins se voient ainsi reconnus légalement. Son autonomie est élargie. Des activités lui sont réservées dans son champ de pratique[27]. Parmi celles-ci, nous en retenons quelques-unes ayant des répercussions majeures sur la documentation des soins infirmiers[28] :

- Évaluer la condition physique et mentale d'une personne symptomatique ;

- Exercer une surveillance clinique de la condition des personnes dont l'état de santé présente des risques, incluant le monitorage et les ajustements du plan thérapeutique infirmier ;

- Déterminer le plan de traitement relié aux plaies et aux altérations de la peau et des téguments, et prodiguer les soins et les traitements qui s'y rattachent ;

- Effectuer le suivi infirmier des personnes présentant des problèmes de santé complexes ;

- Décider de l'utilisation des mesures de contention.

Quand l'infirmière **évalue** une situation clinique, elle recueille de l'information lui permettant d'en déterminer l'importance, d'en estimer la valeur. Sa collecte de données initiale lui permet de dresser un tableau qui servira d'assises à une prise de décision judicieuse concernant les soins à prodiguer, donc à mieux exercer son jugement clinique. Cette évaluation doit concrètement se retrouver dans les notes d'évolution pour donner une image objective. Il est primordial de montrer que le choix des interventions s'appuie sur des preuves solides. C'est indéniablement un excellent moyen de révéler toute sa crédibilité professionnelle[29].

La surveillance clinique de la condition du client implique des réévaluations subséquentes. Celles-ci devraient être clairement démontrées par une documentation complète, détaillée et suivie. En inscrivant les nouvelles informations, l'infirmière s'assure davantage de la transparence de la surveillance qu'elle assume. Il est indéniable que des notes congruentes avec l'évaluation d'une situation et respectant le déroulement des évènements mettent en évidence une réelle continuité de soins[30].

Pour déterminer un plan de traitement, il faut encore une fois procéder à l'évaluation d'une situation. On revient inévitablement à une recherche d'éléments concrets sur lesquels il est prudent, voire capital, de se référer pour privilégier des actions appropriées.

Il en est de même pour le suivi infirmier, ce qui montre que les résultats observés chez le client à la suite de l'exécution des interventions relève une fois de plus d'une évaluation précise. Les prestations de soins réalisées, tout comme leurs conséquences sur le client, devraient donc se retrouver dans des notes pertinentes[31].

Puisque le pouvoir de l'infirmière de décider de recourir à des moyens de contention est maintenant légalement reconnu, il ne doit jamais s'exercer sans une évaluation rigoureuse de l'état du client. Il est impératif qu'elle puisse démontrer qu'elle a raison de privilégier de telles mesures pour le protéger et assurer la sécurité de son entourage. Une bonne documentation au dossier demeure sa meilleure garantie en cas de litige. Dans un tel contexte, les éléments à consigner sont vus en détail dans le volume 2.

À la lumière de cette nouvelle reconnaissance du champ de pratique de l'infirmière, force est de constater que ses notes sont d'une importance déterminante dans la démonstration de la qualité des soins. Elles constituent une preuve irréfutable d'un service professionnel adéquat, individualisé, réfléchi et adapté à l'évolution de la condition du client. L'importance de la collecte de données s'en voit rehaussée, car c'est le point de départ du processus de pensée critique. En cas de problème, il est nécessaire non seulement de démontrer l'adéquation des interventions appliquées, mais surtout de prouver les raisons qui les ont justifiées. Évaluer une situation clinique devrait inévitablement conduire à une rédaction rigoureuse de notes d'évolution pertinentes et détaillées.

## 2.4　Importance légale des notes d'évolution

En tant que membre du personnel clinique, l'infirmière est obligée d'écrire des notes d'évolution[32]. Celles-ci font donc partie intégrante du dossier du client. Elles peuvent servir de preuve dans les cas de poursuites judiciaires. Elles aident à protéger le client, les personnes qui dispensent les soins et l'établissement de santé parce qu'elles doivent démontrer qu'on est intervenu adéquatement dans une situation problématique.

> « Les dossiers hospitaliers, y compris les **notes des infirmières**, rédigés au jour le jour par quelqu'un qui a une connaissance personnelle des faits et dont le travail consiste à faire les écritures ou à rédiger les dossiers, doivent être reçus en preuve *prima facie* des faits qu'ils relatent[33]. »

La locution latine *prima facie* signifie que ce qui est écrit constitue la preuve suffisante d'un fait, sans qu'on ait à faire d'autres recherches pour l'établir, à moins qu'on prouve le contraire[34] (par exemple, un certificat de naissance). Sous le *Code civil du Bas-Canada,* on reconnaissait indirectement la recevabilité en preuve d'un usager[35]. Avec le *Code civil du Québec,* ce principe jurisprudentiel est ainsi énoncé :

> « L'écrit ni authentique ni semi-authentique[36] qui rapporte un fait peut, sous réserve des règles contenues dans ce livre, être admis en preuve à titre de témoignage ou à titre d'aveu contre son auteur[37]. La règle d'application est précisée par l'article suivant :
>
> "La déclaration faite par une personne qui ne comparaît pas comme témoin, sur des faits au sujet desquels elle aurait pu légalement déposer, peut être admise à titre de témoignage pourvu que, sur demande et après qu'avis ait été donné à la partie adverse, le tribunal l'autorise[38]."
>
> Incidemment, le dossier d'un usager (...) jouit donc d'une recevabilité en preuve et également d'une présomption de fiabilité[39]. »

En raison de la grande valeur accordée aux inscriptions au dossier, on se doit d'en souligner l'importance sur le plan légal. N'oublions pas qu'elles sont le témoin écrit des soins prodigués au client dans une situation donnée. Cependant, le principe qui voudrait que *ce qui est noté est reconnu comme ayant été fait, et ce qui n'est pas noté n'a pas été fait* en apeure plus d'une.

29

C'est ce point qui semble retenir le plus l'attention de l'infirmière au moment où elle rédige ses observations. Malheureusement, une croyance absolue en un tel principe entraîne une pratique de rédaction des notes plutôt basée sur la crainte des plaintes ou des poursuites que sur une exigence d'ordre professionnel. Pas étonnant qu'on constate une attitude défensive chez plusieurs.

> **On ne réalise sans doute pas assez que ce qui confère le plus de crédibilité aux notes sur le plan professionnel, et conséquemment sur le plan juridique, c'est la qualité de leur contenu clinique[40-41].**

**Pour être crédibles, les notes doivent décrire avec précision et justesse la condition de la personne[42].** Dans une situation problématique, telle qu'une détérioration grave et soudaine de l'état du client ou un accident lui causant un préjudice sérieux, une bonne documentation des faits constitue la meilleure protection puisqu'elle met en évidence une pratique infirmière adéquate et compétente[43]. Si on écrit des notes au cas où il y aurait un débat légal, on dénature la principale raison de leur existence, c'est-à-dire rendre compte de la situation de santé actuelle du client, des soins qui lui sont prodigués et de sa réponse à ceux-ci.

Se questionner pour individualiser le contenu des inscriptions au dossier doit devenir un automatisme à développer. En définitive, cela contribue à donner une plus grande valeur juridique aux écrits infirmiers. **Une note est légale par son existence ; elle correspond à l'obligation de tenir un dossier pour chaque personne. Son intérêt clinique est fondamentalement déterminé par la pertinence de son contenu.**

Dans une cause où on a contesté le testament notarié d'une dame souffrant d'un cancer à un stade avancé[44], l'incapacité mentale à décider de ses dernières volontés était invoquée par ses enfants pour faire annuler le testament. Comme les notes des infirmières ne mentionnaient jamais que la cliente tenait des propos confus, mais qu'elles soulignaient les douleurs qu'elle ressentait et les demandes d'analgésiques, le tribunal a conclu que la testatrice était lucide et que le testament ne pouvait être invalidé. Aurait-il fallu interpréter les notes comme s'il y avait eu négligence à observer de la confusion mentale parce que ce n'était pas mentionné ? Le juge en a déduit le contraire.

Dans une autre cause[45], le tribunal a étudié des notes d'évolution en refusant d'admettre que l'absence d'inscriptions par le personnel infirmier prouvait qu'il y avait eu négligence à dispenser les soins requis. Puisqu'il n'y avait eu aucun changement observable, il était justifié de ne rien écrire.

C'est lorsqu'une situation se complique sérieusement, qu'elle arrive inopinément ou lorsqu'on identifie un risque évident de problème qu'on se doit d'être percutant dans ce qu'on écrit. Dans de telles circonstances, des notes **détaillées, complètes, précises**, mais surtout **pertinentes** seront vraisemblablement susceptibles de conférer une plus grande immunité juridique surtout en raison du fait qu'elles témoignent alors fidèlement d'une pratique professionnelle compétente. Si des inscriptions sont pauvres ou non pertinentes à l'évènement problématique rapporté, il est facile de conclure que les soins ont également été pauvres[46-47].

---

**Dans cette obligation d'écrire des notes d'évolution, la meilleure façon de ne pas laisser d'emprise à la peur de l'aspect légal est de s'appliquer à décrire exactement et précisément les faits observés.**

---

### ANALYSE D'UNE SITUATION CLINIQUE

Madame Albert est âgée de 79 ans. Elle est à l'urgence avec sa fille. Elle présente de la diarrhée depuis trois jours et dit se sentir très faible au point d'avoir de la difficulté à se tenir sur ses jambes. On l'a installée sur une civière et on a levé les ridelles. Cependant, on l'a surprise à tenter de passer par-dessus à deux reprises. Comme elle refuse d'utiliser le bassin de lit mis à sa disposition, elle a été avisée d'appeler un membre du personnel si elle voulait aller à la toilette. Parce qu'elle avait peur de déranger les infirmières, elle s'est levée par le bout de la civière. À cause de sa faiblesse, elle est tombée et s'est infligé une coupure de cinq centimètres au front pour laquelle le médecin a dû faire des points de suture. Sa fille, qui était absente au moment de l'évènement, soupçonne le personnel de négligence et fait allusion à une éventuelle plainte formelle.

**Dans un tel cas, aurait-on dû noter que les ridelles de la civière étaient levées au moment de l'accident et que la cliente avait été avisée de demander de l'aide ?**

**Oui.** Comme elle s'est levée seule malgré sa faiblesse, une note qui contiendrait ces deux éléments montrerait que des mesures de sécurité ont été prises. Ces interventions sont d'autant plus appropriées que la condition de la cliente représentait un risque réel d'accident. Cela aurait prouvé qu'on avait eu la préoccupation d'essayer de prévenir une chute même si le résultat n'a pas été celui escompté. Des notes acceptables pourraient être libellées comme suit :

« *22:00 Dit qu'elle a de la difficulté à se tenir sur ses jambes. Malgré les ridelles levées, elle tente à deux reprises de passer par-dessus. Refuse d'utiliser le bassin de lit. Avisée de demander de l'aide si elle désire aller à la toilette. 22:20 Retrouvée par terre. Dit qu'elle s'est levée seule par le pied de la civière. Coupure de 5 cm région frontale droite. 22:30 Dr Amir avisé.* »

Parce qu'elles rapportent précisément les faits, de telles notes peuvent prouver qu'il n'y a pas eu négligence malgré le fâcheux accident qui est arrivé à madame Albert.

**Est-ce que l'infirmière devrait écrire que le médecin a fait des points de suture au site de la coupure ?**

**Non.** Ce n'est pas sa responsabilité de le faire. N'oubliez pas que le *Règlement sur l'organisation et l'administration des établissements* impose à tous les membres du personnel clinique, y compris les médecins, de rédiger des notes d'évolution au dossier du client. La personne qui pose un acte a le devoir de l'inscrire au dossier[48].

Le contexte d'une situation est un facteur déterminant dans la pertinence du contenu clinique d'une note d'évolution. Dans un autre cas où un client ne présenterait aucun risque de se blesser ou s'il était capable de se lever sans aide et de marcher normalement, on ne noterait pas que les ridelles sont levées. Ce ne serait pas pertinent puisqu'elles font partie des moyens habituels que l'on prend pour assurer la sécurité de toute personne alitée.

La description des détails relatifs à une situation constitue la meilleure façon de donner plus de crédibilité légale à ce qui est rapporté dans le dossier. Dans l'exemple ci-dessus, toute information concernant l'évènement mérite d'être documentée. Le risque identifié justifie que ce qui est habituellement fait pour la majorité des clients, en l'occurrence la levée des ridelles, soit spécifiquement mentionné dans ce qui est écrit. Sinon, il serait facile de conclure que des moyens de prévention de chute n'ont pas été considérés.

---

### ANALYSE D'UNE SITUATION CLINIQUE

Madame Bernard, 37 ans, est comateuse à la suite d'une hémorragie cérébrale. Son pronostic est tellement sombre qu'aucune mesure de réanimation n'est envisagée. On voit donc à lui assurer des soins généraux pour satisfaire ses besoins fondamentaux de base comme l'hygiène, le confort, un bon alignement corporel et le maintien de l'intégrité de sa peau. Ses côtés de lit sont montés, et sa cloche d'appel est quand même toujours à sa disposition. Ses signes vitaux sont pris deux fois par jour, son sac collecteur d'urine est vidé à la fin de chaque quart de travail et sa culotte d'incontinence est changée quand elle fait une selle.

**Devrait-on noter que la cloche d'appel est à la portée de la cliente, que sa culotte d'incontinence est changée au besoin et qu'elle a un bain au lit chaque jour ?**

**Non.** Pour madame Bernard, ne pas écrire ces points ne signifie pas qu'ils ne sont pas considérés. Rien ne justifie la pertinence de les détailler dans les notes d'évolution. Celles qui considèrent comme absolu le principe voulant que *ce qui est écrit a été fait, et ce qui n'est pas écrit n'a pas été fait* diraient le contraire. Mais il n'y a aucune justification applicable dans ce cas pour appuyer que soient détaillés au dossier de la cliente des sujets comme les soins d'hygiène, la cloche d'appel, les côtés de lit ou le changement de culotte d'incontinence. Le contexte ne s'y prête pas, et cela ne veut surtout pas dire que l'infirmière n'a pas vu à prodiguer ces soins.

Par contre, une note décrivant l'état de la peau, la réaction aux stimuli verbaux ou douloureux et l'aspect de l'urine serait révélatrice de l'évaluation faite par l'infirmière.

---

Si une personne intente une poursuite en justice contre un centre hospitalier et son personnel, elle est probablement incitée à le faire en raison de graves préjudices qu'elle a subis. Les inscriptions pertinentes de l'infirmière seront alors utilisées pour démontrer l'absence de faute professionnelle ou de négligence. On se doit de respecter des critères de qualité si l'on veut que nos écrits soient percutants en cas de litige (encadré 2.2).

---

**Encadré 2.2**
Valeur légale et professionnelle des notes d'évolution de l'infirmière

---

Ce qui est consigné au dossier par l'infirmière est un fidèle miroir de son jugement clinique.
L'intérêt d'une note est fondamentalement déterminé par la pertinence de son contenu.
Indéniablement, c'est la grande qualité clinique des notes qui leur confère toute leur crédibilité.
Il est facile de reconnaître une pratique infirmière professionnelle dans une bonne documentation.

---

## ANALYSE D'UNE SITUATION CLINIQUE

Madame Claude, 76 ans, est dans un centre d'hébergement depuis huit mois. Elle souffre d'une bronchopneumopathie chronique obstructive. Son état se détériore depuis quelques jours. Elle reçoit de l'oxygène par lunette nasale. Comme la cliente a de plus en plus de difficulté à respirer, l'infirmière en service de nuit juge approprié d'aviser le médecin. Celui-ci prescrit d'augmenter le débit d'oxygène, de surveiller l'oxymétrie pulsée et de le rappeler au besoin. L'infirmière ne peut accéder au saturomètre, n'ayant pas la clé lui permettant d'ouvrir la petite armoire où est rangé l'appareil. La cliente décède avant la fin de la nuit. La famille décide de poursuivre le centre, ne comprenant pas que le décès soit arrivé si vite. On peut lire ceci dans les notes de l'infirmière qui était de service : *Saturométrie non faite, car impossible d'avoir l'appareil.*

**Est-ce qu'une telle note peut prouver que l'infirmière a réellement assuré une surveillance complète et assidue de la condition de madame Claude ?**

**Non.** Au contraire, il est facile de croire qu'elle a plutôt négligé d'évaluer les signes de détérioration de l'état de la cliente. Par contre, si elle avait écrit des détails concernant la chaleur et la coloration des extrémités, l'état respiratoire, le niveau de conscience, de même que l'appel fait au médecin, elle aurait démontré qu'elle a effectivement surveillé la cliente et se serait donné une plus grande protection puisqu'il y a eu poursuite. Dans cette situation, les éléments manquants prouvent davantage que la cliente n'a pas reçu la surveillance requise par sa condition. L'infirmière croyait sans doute se protéger des reproches en écrivant que l'oxymétrie pulsée (saturométrie) n'avait pas été faite.

## 2.5 Importance déontologique des notes d'évolution

Un nouveau Code de déontologie pour les infirmières et infirmiers est en vigueur depuis 2003. Des modifications ont été faites, et des ajouts ont été apportés pour délimiter davantage nos obligations déontologiques concernant la tenue de dossier[49].

« L'infirmière ou l'infirmier ne doit pas, au regard du dossier du client ou de tout rapport, registre ou autre document lié à la profession :

- les falsifier, notamment en y altérant des notes déjà inscrites ou en y insérant des notes sous une fausse signature ;

- fabriquer de tels dossiers, rapports, registres ou documents ;

- y inscrire de fausses informations ;

- omettre d'y inscrire les informations nécessaires. »

Il est donc inacceptable d'écrire délibérément des faussetés, de modifier le contenu des notes à son avantage ou de négliger de décrire des renseignements importants reliés à l'évaluation clinique faite, aux interventions prodiguées et aux résultats constatés. Les conséquences d'une telle inconduite peuvent être désastreuses pour l'infirmière qui se risque à ne pas respecter ces règles minimales de bon comportement professionnel, comme en témoignent ces avis de radiation du tableau de l'Ordre des infirmières et infirmiers du Québec[50] :

- Une infirmière a été radiée pour six mois (en considérant d'autres raisons) pour avoir inscrit de fausses données dans le dossier d'un usager ;

- Une autre a été radiée pour six semaines pour avoir modifié les notes qu'elle avait inscrites au dossier d'un usager relativement à la durée d'administration d'un médicament ;

- Une autre a perdu son droit d'exercer la profession pendant trois mois (en considérant d'autres raisons) pour avoir falsifié une note inscrite préalablement au dossier de l'usagère afin de la faire concorder avec la prescription médicale et avoir négligé (…) d'inscrire au dossier des notes, notamment les symptômes ressentis et exprimés par l'usagère ;

- Une infirmière s'est vu se faire retirer son permis d'exercice pour une période de six semaines pour avoir inscrit à plusieurs reprises de fausses données dans le dossier de deux usagers ;

- Une infirmière a été radiée pendant un mois pour avoir omis d'inscrire au dossier d'une usagère des notes d'évolution décrivant son état, les interventions effectuées et l'évaluation faite à la suite des soins dispensés ;

- Une autre n'a pas pu exercer sa profession pendant cinq ans plus un jour (en tenant compte d'autres chefs d'accusation) pour avoir falsifié des dossiers et avoir omis d'inscrire des données ou en avoir inscrit de fausses.

Même si dans plusieurs cas d'autres raisons ont justifié la radiation du tableau de l'Ordre, il est important de souligner que des points relatifs aux inscriptions au dossier ont été retenus pour décider d'une sanction. C'est donc dire que, au-delà de l'obligation légale d'écrire des notes d'évolution, les considérations déontologiques doivent être rigoureusement respectées si on ne veut pas se retrouver dans une position fâcheuse devant le Comité de discipline de l'OIIQ.

---

### ANALYSE D'UNE SITUATION CLINIQUE

Dorothée est infirmière au programme de maintien à domicile dans un CLSC depuis deux ans. Sur sa liste de clients, elle doit visiter monsieur Étienne, 36 ans, chaque jour pour refaire son pansement. Ce dernier est quadriplégique et présente des plaies de décubitus aux deux hanches. Comme les plaies sont longues à guérir, Dorothée décide de ne pas faire cette visite aujourd'hui : sa planification de la journée est trop chargée et elle considère que l'état du client ne nécessite pas qu'elle aille le voir tous les jours. *« Cela peut attendre à demain »*, pense-t-elle. Cependant, elle inscrit dans le dossier qu'elle a vu le client et que le pansement a été refait comme il avait été recommandé.

> **En considérant le contenu du Code de déontologie relatif à la tenue de dossier, est-ce que Dorothée peut écrire qu'elle a visité le client et que le traitement a été respecté comme prévu ?**
>
> **Non.** Elle a écrit une fausseté. Si la charge de travail est trop lourde, cela ne justifie pas qu'on n'écrive pas la vérité. Le problème ne se situe pas au niveau de ce qu'on doit noter au dossier, mais relève plutôt de l'organisation du travail. Si quelqu'un découvrait que ce qui est inscrit ne correspond pas à la réalité, la pauvre Dorothée pourrait se retrouver dans une situation délicate, car elle met son intégrité professionnelle en jeu. Peut-être se sent-elle à l'abri des plaintes ou des reproches puisque *ce qui est noté est considéré comme ayant été fait ?*

## 2.6 Distinction entre une donnée objective et une donnée subjective

Une note d'évolution doit être **factuelle**, c'est-à-dire ne contenir que des faits[51-52] sans chercher à les interpréter. On doit donc les rapporter en toute objectivité[53]. On définit un **fait** comme *ce qui arrive naturellement, une action, un évènement, la manière dont celui-ci s'est passé ; c'est une chose avérée, la vérité certaine*[54]. Les interprétations, les suppositions et les jugements de valeur sont donc inacceptables[55-56].

# VÉRIFIEZ VOTRE SENS DE L'OBSERVATION

Quand vous observez quelque chose, faites-vous preuve d'objectivité ou vous laissez-vous influencer par votre subjectivité ? Ce test d'observation peut démontrer comment vous décrivez ce que vous observez. Cochez les énoncés descriptifs du sujet de la photo. Les bonnes réponses se trouvent à la fin de ce chapitre.

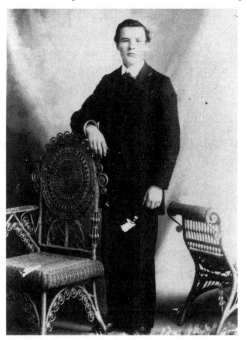

a) C'est une vieille photo. ___
b) L'homme est debout. ___
c) Le bras droit est appuyé sur le dossier de la chaise. ___
d) C'est un jeune homme. ___
e) Il n'a pas l'air très grand. ___
f) Les chaises sont belles. ___
g) Il ne porte aucune bague aux doigts. ___
h) Il n'est sûrement pas marié. ___
i) Le veston n'est pas boutonné. ___
j) Les doigts de la main gauche sont repliés. ___
k) Il y a deux chaises. ___
l) L'homme a l'air sérieux. ___
m) Il porte un veston noir. ___
n) Les chaises sont des antiquités. ___
o) Les cheveux sont peignés vers la droite. ___
p) Les vêtements ne semblent pas être froissés. ___

Pour décrire un fait, l'infirmière se base sur des informations objectives et subjectives (encadré 2.3). Une donnée **objective** est recueillie par les sens ou à l'aide d'instruments[57]. Elle peut être vérifiée selon une norme établie et constatable par plusieurs personnes, de la même façon, avec les mêmes critères. Tous s'entendent pour dire qu'une orange a une couleur jaune, une forme sphérique, une pelure parsemée de pores et une odeur... d'orange. Voici des exemples d'**observations objectives** : wheezing, respiration stertoreuse, battement des ailes du nez, ronchi à la base pulmonaire droite, isocorie, raideur de nuque, hématurie macroscopique, rougeur sur la peau, ecchymose, diaphorèse, égratignures, exsudat sanguinolent, peau sèche, odeur nauséabonde d'un écoulement de plaie, vomissement alimentaire, selles noires, pouls à 86/minute, P.A. 120/78, masse de 75 kg, plaie de 2 cm de diamètre, glycémie capillaire de 4,8 mmol/L, $SpO_2$ à 94 %, crier, marcher en se traînant les pieds, frapper le matelas avec ses poings, des vêtements qui sentent l'urine, densité urinaire à 1018, urine trouble avec des dépôts blanchâtres, etc.

Par contre une donnée est **subjective** lorsqu'elle est décrite par le client en relation avec ce qu'il ressent, perçoit ou constate par lui-même[58]. La douleur en est un excellent exemple. L'infirmière ne peut la voir, la sentir, l'entendre ou la toucher. Elle doit se fier à la description que le client en fait. Par contre, elle peut observer objectivement qu'il grimace, qu'il présente de la diaphorèse, qu'il adopte une position repliée ou qu'il gémit. Voici quelques exemples d'**observations subjectives** fournies par le client : sensation d'engourdissement ou de picotement, prurit, hallucinations, étourdissement, sensation de faiblesse, appétit, toutes les émotions ressenties, dyspnée, etc.

Pour respecter l'objectivité quand on décrit une chose, il est important de s'en tenir aux termes mesurables[59] et d'éliminer tout ce qui peut être interprétable. Il est facile de mesurer les dimensions d'une plaie, un vomissement quand celui-ci est recueilli dans un contenant, la quantité d'urine dans un sac collecteur ou la circonférence d'une cheville œdémateuse. Il est également possible d'évaluer le plus objectivement possible un saignement sur un pansement, la quantité d'exsudat d'une plaie ou les lochies en comparant la surface souillée d'une compresse ou d'une serviette sanitaire avec la surface totale. Certains adverbes de quantité et certains adjectifs qualificatifs peuvent avoir un sens différent selon la personne qui les utilise : ils sont vagues. On s'abstient d'utiliser des mots comme *bien, peu, beaucoup, très, grand, petit, abondant*[60-61], etc. Leur signification varie selon la connaissance, la formation et l'expérience de quelqu'un. **Des termes pouvant être interprétés sont acceptables quand ils renvoient à la subjectivité du client, et non à celle de l'intervenant.** On peut écrire qu'un client *se plaint de douleur intense* puisque c'est lui qui la quantifie, et non l'infirmière. L'emploi d'échelles de mesure est de plus en plus répandu pour aider le client à apprécier l'intensité des manifestations subjectives ressenties. L'échelle de Borg[62] pour l'évaluation de l'essoufflement et les échelles de douleur FACES, numériques, et descriptives verbales[63] en sont de bons exemples.

---

**Encadré 2.3**
Importance des données objectives et subjectives

---

Dans la description de la condition clinique du client, seules les observations objectives et subjectives sont acceptables.

Dans la mesure du possible, les informations subjectives doivent être soutenues par des annotations objectives.

---

| Dans les exemples suivants, lequel représente une donnée subjective ? |
|---|

a) Toux sèche.

**Passez à la page 42.**

b) Vision brouillée.

**Passez à la page 43.**

Voilà bien une donnée **objective**. L'infirmière utilise son sens de l'ouïe pour reconnaître un type de toux. D'autres pourraient faire la même constatation. Ce n'est donc pas subjectif.

Rappelez-vous qu'une information est objective quand elle est recueillie par les sens ou obtenue en utilisant un instrument de mesure (mètre à mesurer, pèse-personne, toise, glucomètre, saturomètre, contenant gradué en millilitres, densimètre, montre, bâtonnets réactifs, etc.). On ne doit pas employer de mots qui ont un sens relatif lorsqu'on décrit une manifestation objective. Il est préférable d'écrire :

> *« Expectore des sécrétions épaisses, verdâtres »* ;

> *« Rougeur au coccyx de 5 cm de diamètre persistant 45 minutes après le changement de position »* ;

> *« Pansement souillé de liquide séreux de la grandeur d'un 25¢ »* ;

> *« Évacue des selles brunes molles »*,

au lieu de :

> *« Expectore des sécrétions épaisses, verdâtres, abondantes »* ;

> *« Petite rougeur au coccyx »* ;

> *« Pansement peu souillé de liquide séreux »* ;

> *« Évacue des selles brunes, molles, moyennement abondantes. »*

Les mots *abondantes, petite, peu, moyennement abondantes* sont imprécis. Il est impossible d'en avoir une compréhension exacte puisque leur signification varie d'une infirmière à l'autre.

**Revenez à la page 41 et choisissez l'autre réponse.**

En effet, c'est un exemple de donnée **subjective**. C'est le client qui doit décrire comment il voit les choses, s'il les distingue clairement ou non.

Dans la description de ce type d'informations, on utilise des verbes qui mettent en évidence la source subjective :

> « **Se plaint** de vision brouillée » ou « **Dit** que sa vue est brouillée » ;
>
> « **Accuse** céphalée frontale » ;
>
> « **Se plaint** d'engourdissement à la main droite » ;
>
> « **Dit** qu'il n'a pas d'appétit depuis qu'il prend son nouveau médicament » ;
>
> « **Dit** : "Je sens des vers me manger l'estomac." »

**Attention !** La vision brouillée en tant que telle constitue une **donnée subjective**, mais l'infirmière peut constater objectivement des manifestations qui l'accompagnent : le client plisse les yeux, il s'agrippe aux meubles quand il marche, il tâtonne pour trouver un objet, etc. Une note formulée adéquatement comprendrait à la fois ce qui est subjectif et objectif :

> « Se plaint de vision brouillée. Marche dans la chambre en se tenant aux meubles, tâtonne avant de saisir ses vêtements. »

**Continuez à la page 44.**

43

## ANALYSE D'UNE SITUATION CLINIQUE

Monsieur Fritz a 74 ans. Il est cardiaque depuis plusieurs années et, même s'il peut marcher, il se déplace en fauteuil roulant dans son logement. Il vit avec son épouse.

Une infirmière le visite tous les deux jours pour vérifier sa pression artérielle. En arrivant ce matin, elle trouve que l'appartement est malpropre. Elle constate que le client présente de l'œdème à godet aux chevilles. Il dit qu'il n'a pas pris son médicament diurétique. Quand elle pose d'autres questions, le client prend du temps à répondre parce qu'il est essoufflé. Les valeurs des signes vitaux sont les suivantes : P.A. 170/98, P 92, R 34. Quand le client lui dit qu'il est incapable de se laver, l'épouse ajoute : *« Il ne veut jamais que je l'aide. »* L'infirmière pense qu'il est un peu paresseux.

**Quels sont les faits que l'infirmière devrait rapporter dans ses notes ?**

1. Œdème à godet aux chevilles. Elle utilise ses sens de la vue et du toucher pour le constater.

2. Le client dit qu'il n'a pas pris son médicament diurétique. L'information vient du client directement.

3. Il est essoufflé. L'infirmière voit et entend le type de respiration.

4. Les valeurs des signes vitaux. Elle emploie un instrument pour mesurer la pression artérielle, et utilise ses sens du toucher et de la vue pour évaluer le pouls et la respiration.

**Quels sont les jugements que l'infirmière porte et qu'elle ne devrait surtout pas consigner dans ses notes ?**

a) L'appartement est malpropre. La propreté du logement du client ne correspond probablement pas aux critères de l'infirmière.

b) Elle pense qu'il est un peu paresseux. Elle ne doit pas mettre une telle étiquette au client. Elle devrait plutôt décrire ce qui l'amène à penser cela.

## ANALYSE D'UNE SITUATION CLINIQUE

Madame Germain, 70 ans, a dû subir une chirurgie pour enclouage de la hanche gauche à la suite d'une mauvaise chute dans un escalier. L'opération a eu lieu hier. Quand est venu le temps d'essayer de la lever pour la première fois, elle en a été incapable. Elle éprouvait des étourdissements et se sentait extrêmement faible ; sa respiration était alors de 32 par minute, et son pouls, de faible amplitude, était de 104 battements. Elle se plaignait de douleur sous forme de piqûre au site opératoire, mais disait que c'était tolérable. Elle avait le faciès pâle et la peau moite. La valeur de l'oxymétrie pulsée était à 88 % sans oxygène, et sa pression artérielle était de 102/74. Ses mains froides tremblaient. Ce n'est qu'après avoir été confortablement installée dans son lit qu'elle a avoué avoir eu très peur de perdre conscience.

Une heure après la tentative du premier lever, elle dit qu'elle ressent une grande envie d'uriner. L'infirmière a constaté que la cliente avait un globe vésical. À l'aide de petits trucs pour faciliter la miction, madame Germain arrive à uriner, quoique difficilement, dans le bassin de lit. La miction totalise 250 ml d'urine jaune foncé et trouble, d'odeur nauséabonde.

Au moment du repas, madame Germain n'a pas faim. Se sentant encore faible, elle craint les nausées si elle mange et se limite à boire un thé chaud. Avant de rapporter son plateau, l'infirmière vérifie le pansement à la hanche et constate qu'il est souillé au quart de sang séché.

**Quelles sont les données objectives et subjectives que l'infirmière aurait à consigner dans ses notes au dossier ?**

**Données objectives :**

1. La respiration est à 32 par minute : l'infirmière fait appel à son sens de la vue pour compter la respiration de la cliente ;

2. La fréquence cardiaque est à 104 battements par minute, et l'amplitude du pouls est faible : le sens du toucher est utilisé pour obtenir ces informations ;

3. La cliente a le faciès pâle : ici également, c'est le sens de la vue qui permet de recueillir cette donnée ;

4. La peau est moite : en touchant la cliente, l'infirmière met son sens du toucher à contribution ;

5. L'oxymétrie pulsée est à 88 % sans oxygène : un instrument fournit cette valeur ;

6. La pression artérielle est à 102/74 : valeur obtenue à l'aide du sphygmomanomètre ;

7. La cliente a les mains froides : le sens du toucher renseigne sur la chaleur des mains de la cliente ;

8. Le tremblement des mains : l'infirmière peut *voir* cette manifestation ;

9. La présence d'un globe vésical : deux sens permettent de faire cette vérification, la vue et le toucher par la palpation de la région sus-pubienne ;

10. La miction de 250 ml : un instrument de mesure, gradué en millilitres, donne cette quantité précise ;

11. L'urine est de couleur jaune foncé et trouble : c'est en regardant que l'infirmière vérifie ces caractéristiques de l'urine de la cliente ;

12. L'urine est d'odeur nauséabonde : le sens de l'odorat permet d'obtenir ce renseignement ;

13. La cliente a bu un thé chaud : une autre constatation faite visuellement ;

14. Le pansement est souillé au quart de sang séché : deux données recueillies par le sens de la vue.

**Données subjectives :**

Elles sont fournies par la cliente et ne peuvent être obtenues en utilisant les sens ou des instruments de mesure. Ce sont : les étourdissements ; la sensation de faiblesse ; la douleur sous forme de piqûre, mais tolérable, au site opératoire ; la peur de perdre conscience ; la grande envie d'uriner et la difficulté à le faire ; la perte d'appétit et la crainte d'être nauséeuse.

# POINTS IMPORTANTS À RETENIR

- Une note d'évolution est un compte rendu descriptif de l'état du client.

- L'expression **notes d'évolution** reflète mieux l'idée de description de l'évaluation suivie de la condition clinique du client que *notes d'observation*.

- Les notes que l'infirmière consigne au dossier servent avant tout à transmettre de l'information sur le client.

- Le *Règlement sur l'organisation et l'administration des établissements* oblige les médecins, dentistes, pharmaciens et tous les membres du personnel clinique à écrire des notes d'évolution au dossier.

- En raison des modifications à la *Loi sur les infirmières et infirmiers*, il est plus que justifié de décrire l'évaluation clinique faite.

- Le principe voulant que *ce qui est écrit est considéré comme ayant été fait, et ce qui n'est pas écrit n'a pas été fait* n'est pas absolu. Il s'applique assurément dans les contextes où le client a subi de graves préjudices l'amenant à défendre sa cause en justice.

- C'est la qualité du contenu des notes au dossier qui leur confère la plus grande crédibilité légale et, conséquemment, qui contribue à protéger le plus le centre de santé et son personnel impliqués dans un litige.

- L'infirmière a des obligations déontologiques quant à la tenue des dossiers.

- Une note d'évolution ne devrait contenir que des faits.

- Une donnée objective est recueillie par l'infirmière, avec les sens ou des instruments de mesure, et elle fait l'unanimité.

- Une donnée subjective est fournie par le client.

**Réponses au test VÉRIFIEZ VOTRE SENS DE L'OBSERVATION**

Les bonnes réponses sont : **b, c, g, i, j, k, o**.

Si vous avez choisi d'autres éléments, vous démontrez de la subjectivité. Voici pourquoi les choix suivants ne sont pas acceptables :

*C'est une vieille photo* : celle-ci est récente puisqu'elle a été faite à partir de l'originale qui, elle, est d'époque.

*L'homme a l'air sérieux* : qu'est-ce qui vous porte à le croire ? Il ne sourit pas, les commissures labiales sont un peu abaissées, et il regarde droit devant lui. C'est sans doute ce qui vous amène à la conclusion qu'il affiche un air sérieux.

*C'est un jeune homme* : il n'est sans doute pas très vieux, mais on ne connaît pas son âge exact.

*Il porte un veston noir* : la photo est en noir et blanc, mais on ne peut être tout à fait certain que le veston est de couleur noire. Il peut tout aussi bien être de couleur marine.

*Il n'a pas l'air très grand* : en effet. Mais combien mesure-t-il ? Que veut dire *être grand* ?

*Les chaises sont belles* : c'est une question de goût, n'est-ce pas ?

*Il n'est sûrement pas marié* : déduction faite parce qu'il ne porte aucun jonc à l'annulaire gauche.

*Les chaises sont des antiquités* : à condition d'exister encore. Au moment où la photo originale a été prise, elles ne l'étaient probablement pas.

*Les vêtements ne semblent pas être froissés* : en est-on absolument certain ? La photo n'est pas assez claire pour l'affirmer avec conviction.

## Notes et références

1. GOUVERNEMENT DU QUÉBEC. *Règlement sur l'organisation et l'administration des établissements, S-5, r.3.01*, dernière version disponible 28 mai 2008, [Québec], Éditeur officiel du Québec, articles 53-54-55-56.

2. Les définitions sont tirées de l'édition 2006 du *Petit Larousse illustré.*

3. YOCUM, R. Fay. « Documenting for Quality Patient Care », *Nursing*, vol. 32, n° 8, August 2002, p. 60.

4. OIIQ. *Énoncé de principes sur la documentation des soins infirmiers*, 2002, p. 1.

5. ST-GERMAIN, Diane *et al. Notes au dossier, guide de rédaction pour l'infirmière*, Saint-Laurent, ERPI, 2001, p. 25.

6. Dictionnaire *Petit Larousse illustré*, 2006, p. 744.

7. TAYLOR, Helen. « An Exploration of the Factors that Affect Nurses' Record Keeping », *British Journal of Nursing*, vol. 12, n° 12, 26 June – 9 July 2003, p. 751.

8. YOCUM, R. Fay. *Loc. cit.*, p. 60.

9. EHRENBERG, Anna, Margarita EHNFORS et Björn SMEDBY. « Auditing Nursing Content in Patient Records », *Scandinavian Journal of Caring Sciences*, vol. 15, n° 2, June 2001, p. 133.

10. WOOD, Christopher. « The Importance of Good Record-Keeping for Nurses », *Nursing Times*, vol. 99, n° 2, January 2003, p. 26.

11. OIIQ. *Op. cit.*, p. 3.

12. <http://www.hsmn.com/hsmntxt/detail3.htm> (7 mars 2006).

13. OIIQ. *Op. cit.*, p. 3.

14. <http://www.avc.edu/alliedhealth/documents/Documentation.ppt> (4 octobre 2004).

15. <http://www.rpnas.com/public/jsp/content/position_statements/documentation.jsp> (7 mars 2006).

16. OIIQ. *Op. cit.*, p. 6.

17. WOOD, Christopher. *Loc. cit.*, p. 27.

18. YOCUM, R. Fay. *Op. cit.*, p. 59-60.

19. EHRENBERG, Anna, Margarita EHNFORS et Björn SMEDBY. *Loc. cit.*, p. 134.

20. <http://www.csgna.com/documentation.htm> (7 mars 2006).

21. KOZIER, Barbara *et al. Fundamentals of Nursing*, Toronto, Prentice Hall, 2004, p. 445.

22. WATSON, Anita. « Poor Record-Keeping May Indicate a Lack of Care », *Nursing Times*, vol. 99, nº 14, 8-14 April 2003, p. 33.

23. *Ibid.*

24. KOZIER, Barbara *et al. Op. cit.*, p. 445.

25. L.Q. 2002, c. 33. Cette loi est plus connue sous l'appellation de *loi 90*.

26. *Loi sur les infirmières et infirmiers.* L.R.Q., c. I-8, à jour au 15 mai 2008, article 36.

27. Quatorze activités sont maintenant réservées à l'infirmière. En plus, l'infirmière praticienne verra son champ de pratique élargi par la reconnaissance de cinq activités supplémentaires réservées aux médecins : prescrire des examens diagnostiques, utiliser des techniques diagnostiques invasives ou présentant des risques de préjudice, prescrire des médicaments ou d'autres substances, prescrire des traitements médicaux, utiliser des techniques ou appliquer des traitements médicaux invasifs ou présentant des risques de préjudice (*Loi sur les infirmières et infirmiers, article 36.1*).

28. *Loi sur les infirmières et infirmiers. Op. cit.*, article 36.

29. <http://www.rpnas.com/public/jsp/content/position_statements/documentation.jsp> (7 mars 2006).

30. <http://www.csgna.com/documentation.htm> (7 mars 2006).

31. <http://www.anaes.fr/ANAES/Publications.nsf/nID/LILF-3Y4FBX> (7 mars 2006).

32. GOUVERNEMENT DU QUÉBEC. *Op. cit.*, articles 53-54-55-56.

33. Ares c. Venner (1970) R.C.S. 608.

34. REID, Hubert. *Dictionnaire de droit québécois et canadien*. Montréal, Wilson et Lafleur, 2001, p. 438.

35. *Ibid.*

36. L'acte authentique est celui qui a été reçu ou attesté par un officier public compétent selon les lois du Québec ou du Canada, avec les formalités requises par la loi : les documents officiels du Parlement du Canada et du Parlement du Québec, l'acte notarié, les registres des tribunaux judiciaires ayant juridiction au Québec, les documents officiels émanant du gouvernement du Canada ou du Québec, tels les lettres patentes, les décrets et les proclamations, les registres et les documents officiels des municipalités et des autres personnes morales de droit public constituées par une loi du Québec, les registres à caractère public dont la loi requiert la tenue par des officiers publics, le procès-verbal de bornage (articles 2813 et 2814 du Code civil du Québec).

   Un acte semi-authentique est un acte qui émane apparemment d'un officier public étranger compétent. Il fait preuve, à l'égard de tous, de son contenu, sans qu'il soit nécessaire de prouver la qualité ni la signature de cet officier (article 2822 du Code civil du Québec).

37. Article 2832 du Code civil du Québec.

38. Article 2870 du Code civil du Québec.

39. ZAOR, Joan, Suzanne BENOÎT et Pierre BÉLANGER. *Le dossier de l'usager*, Association des hôpitaux du Québec, 1993, p. 9.

   Après vérification auprès de l'Association des hôpitaux du Québec et consultation du site Internet (http://www.aqesss.qc.ca/fr/_publications. aspx?sortcode=1.18.21), il n'y a pas de version plus récente de cette publication.

40. WOOD, Christopher. *Loc. cit.*, p. 27.

41. <http://www.malenursemagazine.com/charting.html> (7 mars 2006).

42. WOOD, Christopher. *Loc. cit.*, p. 26.

**43.** <http://www.calnurse.org/cna/cal/junjul99/9acnjj99.html> (23 mai 2005).

**44.** Victor Smith c. Penny Davis Dunlop, 28 janvier 1997.

**45.** RICHARD, N. « Notes d'observation – une responsabilité professionnelle », *Info Nursing*, vol. 26, n° 2, mars-avril 1995, p. 7.

**46.** TAYLOR, Helen. *Loc. cit.*, p. 751.

**47.** SOLON, Mark. « Bum Notes », *Health Service Journal*, vol. 113, n° 5862, July 2003, p. 33

**48.** <http://www.nurscwcck.com/ce/ce670a.asp> (6 octobre 2004).

**49.** *Code de déontologie des infirmières et infirmiers*, 2003, dernière version disponible 30 novembre 2005, 135 G.O. II, 98, article 14.

**50.** Ces avis de radiation ont été respectivement publiés dans :

OIIQ. *Le Journal*, vol. 8, n° 2, novembre-décembre 2000 ;

OIIQ. *Le Journal*, vol. 7, n° 3, janvier-février 2000 ;

OIIQ. *Le Journal*, vol. 7, n° 4, mars-avril 2000 ;

OIIQ. *Le Journal*, vol. 9, n° 1, septembre-octobre 2001 ;

OIIQ. *Le Journal*, vol. 9, n° 2, novembre-décembre 2001 ;

OIIQ. *Le Journal*, vol. 3, n° 1, septembre-octobre 1995.

**51.** YOCUM, R. Fay. *Loc. cit.*, p. 60.

**52.** PENNELS, Caroline J. « Statements : What to Expect if You Are Asked to Prepare One », *Professional Nurse*, vol. 18, n° 8, April 2003, p. 472.

**53.** RAYMOND, Lisa. « Documenting for PROs », *Nursing*, vol. 32, n° 3, March 2002, p. 53.

**54.** Dictionnaire *Petit Larousse illustré*, 2006, p. 452.

**55.** WOOD, Christopher. *Loc. cit.*, p. 27.

**56.** KROLL, Maureen. « What Were You Thinking ? Charting Rules to Keep You Legally Safe », *Journal of Gerontological Nursing*, vol. 29, n° 3, March 2003, p. 16.

**57.** KOZIER, Barbara *et al. Op. cit.*, p. 392, 448.

**58.** *Ibid.*, p. 391, 448.

**59.** YOCUM, R. Fay. *Loc. cit.*, p. 60.

**60.** <http://www.calnurse.org/cna/cal/junjul99/9acnjj99.html>
(23 mai 2005).

**61.** <http://www.corexcel.com/html/body.documentation.title.ceus.htm>
(7 mars 2006).

**62.** LEWIS, Sharon M., Margaret M. HEITKEMPER et Shannon R. DIRKSEN. *Soins infirmiers médecine-chirurgie*, Laval, Groupe Beauchemin éditeur, 2003, p. 16.

**63.** POTTER, Patricia A. et Anne G. PERRY. *Soins infirmiers*, Laval, Groupe Beauchemin éditeur, 2005, p. 839.

# CHAPITRE III

# QUALITÉS DES NOTES D'ÉVOLUTION

## But de l'étude de ce chapitre

Comprendre les caractéristiques qualitatives des notes d'évolution écrites par l'infirmière.

## Objectif général

Analyser les qualités qui déterminent la valeur de la documentation des soins infirmiers au dossier du client.

## Objectifs spécifiques

Après avoir complété l'étude de ce chapitre, vous devriez être en mesure :

- de nommer les qualités qui confèrent de la crédibilité légale aux inscriptions au dossier ;
- de différencier une observation pertinente d'une observation non pertinente ;
- d'énumérer les critères justifiant la pertinence du contenu d'une note d'évolution ;
- de nommer les éléments constituant une note complète ;
- de distinguer une note précise d'une note imprécise ;
- de respecter la chronologie dans une note narrative ;
- de distinguer une note concise d'une note qui ne l'est pas ;
- d'identifier les éléments superflus dans une note d'évolution.

## 3.1 Qualités des notes d'évolution

Pour atteindre leurs buts spécifiques, les notes de l'infirmière doivent respecter certaines qualités[1-2-3-4-5-6], et ce, peu importe la méthode de rédaction utilisée (encadré 3.1).

| Encadré 3.1<br>Qualités des notes d'évolution | Encadré 3.2<br>Critères d'une note pertinente |
|---|---|
| Véridiques ;<br>Pertinentes ;<br>Factuelles ;<br>Complètes ;<br>Précises ;<br>Concises ;<br>Lisibles ;<br>Chronologiques ;<br>Exemptes de fautes de syntaxe et d'orthographe. | Toujours relative au client ;<br>Appropriée à sa condition clinique ;<br>Informe des soins prodigués ;<br>Informe des réactions du client aux soins ;<br>Apporte des éléments nouveaux et utiles pour mieux connaître le client. |

Le code de déontologie nous oblige à écrire la vérité, car on ne doit pas noter de fausses informations dans le dossier du client[7]. Il est inadmissible qu'une infirmière apporte consciemment des modifications à des notes déjà inscrites. « Falsifier » signifie que l'on altère volontairement dans le but de tromper[8]. Changer le chiffre 6 pour un 8, ou le 1 pour un 7, **avec l'intention de dissimuler une erreur** constitue un exemple de falsification[9]. Cependant, corriger une note écrite par erreur, en respectant certaines règles, comme nous le verrons dans le prochain chapitre, ne signifie pas qu'il y a eu falsification puisque la correction n'est pas faite dans le but délibéré de camoufler ou de changer l'information. Ce qui est écrit doit correspondre fidèlement à la vérité[10].

Une donnée est **pertinente** quand elle se rapporte exactement à ce dont il est question[11], et elle est significative du problème de santé du client et des soins prodigués[12]. Devant sa feuille d'observations, l'infirmière doit se questionner sur la **pertinence** de ce qu'elle veut écrire pour déterminer le contenu de ses notes (encadré 3.2). Elle peut amorcer ce questionnement à partir des points suivants :

**Une note pertinente est toujours relative au client (qui doit-on décrire ?)**

Il est le sujet principal des inscriptions au dossier. On doit donc parler de lui. On ne devrait pas retrouver de commentaires concernant les réactions et états d'âme de son entourage. Plutôt que de noter qu'il « *reçoit des visiteurs* » ou que « *des visiteurs sont à son chevet* », il est beaucoup plus approprié de décrire comment il se comporte en leur présence, si cela a un impact significatif sur son comportement. Par exemple :

« *13:00        Ne reconnaît ni son épouse ni son petit-fils.* »

Pour un client dont l'état cognitif se détériore, une telle note est tout à fait pertinente. On peut ainsi savoir s'il est orienté par rapport aux personnes.

Voici d'autres exemples qui pourraient être acceptables et pertinents, et qui mettent en évidence la réaction de la personne dans un contexte où son entourage est présent ou impliqué dans les soins :

« *12:00        Ne tousse pas quand sa fille le fait manger* » (pour quelqu'un présentant de la dysphagie) ;

« *13:30        Ne pleure pas et ne bouge pas quand sa mère nous aide à refaire son pansement abdominal* » (pour un jeune enfant ayant subi une appendicectomie) ;

« *21:30        Dit se sentir rassuré de savoir qu'un membre de sa famille peut rester avec lui pour la nuit* » (pour un client en phase terminale) ;

« *05:30        Dit que ses douleurs lombaires sont plus tolérables quand son conjoint lui masse le bas du dos entre les contractions* » (pour une cliente en travail) ;

« *14:00        Marche dans le corridor avec son conjoint* » (pour une dame âgée ayant été opérée pour réduction de fracture de hanche et prothèse totale, qui utilise un déambulateur en période postopératoire et qui peut faire de la mise en charge du côté opéré) ;

« *18:45        Ne réagit pas aux stimuli verbaux de ses enfants* » (pour un client très somnolent à la suite d'un trouble neurologique) ;

« *09:45        Se fâche quand sa fille insiste pour qu'elle fasse sa toilette elle-même* » (pour une cliente en perte d'autonomie) ;

« *21:00        Commence à se promener dans le corridor tout de suite après que ses visiteurs aient quitté. S'arrête devant chaque chambre et crie qu'on l'a abandonné. Erre dans l'unité pendant 30 minutes »* (pour un client présentant des troubles de comportement).

Vous aurez remarqué qu'il y a deux parties dans la formulation des exemples précédents : la première illustre la réaction de la personne, selon la situation clinique, et la deuxième montre la présence et l'implication des membres de l'entourage. Si le client se réjouit simplement de la présence de ses proches, pourquoi le souligner alors ? On verra plus loin qu'il pourrait être convenable d'inclure les réactions des personnes significatives. Cependant, cela serait exceptionnel et ne devrait pas se faire au détriment de la description des problèmes du client.

On ne cite pas le nom d'un autre client dans un dossier[13]. Si la description d'une situation impliquant un autre client est requise, on mentionnera plutôt le *compagnon de chambre* ou le numéro de chambre de l'autre client. Par exemple :

> *« 18:15      A été frappé au visage par le client de la chambre 230. »*

**Une note pertinente est appropriée à la condition du client (qu'est-ce qui est observé ?)**

Elle informe sur son état de santé actuel, c'est-à-dire les manifestations cliniques présentées, les comportements et les attitudes au regard d'une situation spécifique. À cet effet, les notes constituent un compte rendu descriptif de la personne vue comme un tout indivisible. Une inscription en relation avec le diagnostic médical, montrant l'évolution d'une situation ou la réaction de l'individu dans un contexte précis est forcément pertinente puisqu'elle est significative d'un besoin de santé perturbé ou d'un problème potentiel. Voici quelques exemples de notes pertinentes illustrant ces explications :

A)   Pour un client ayant fait un infarctus du myocarde :

> *« 13:10      Dit qu'il a ressenti une DRS en revenant de la toilette, avec irradiation au bras gauche et à la nuque. N'a pas pris de Nitro. P.A. 144/90, P 96. »*

B) Pour une cliente en phase terminale de cancer, recevant régulièrement des injections de morphine :

> « 18:00     *Se plaint de douleurs généralisées à 8/10, accentuées lors des changements de position. Grimace, retient sa respiration, tendue. »*

C) Pour une cliente en crise d'asthme :

> « 00:20     *Wheezing, R 40, ongles cyanosés, $SpO_2$ à 88 %. »*

D) Pour un adolescent suicidaire :

> « 20:30     *Après la visite de ses parents, confie que ceux-ci ne sont jamais contents de ce qu'il fait, qu'ils le critiquent à propos de tout. Ajoute : "Si je mourais, ils ne me regretteraient même pas, j'en suis sûr." »*

E) Pour une personne âgée nouvellement admise en centre d'hébergement et de soins de longue durée :

> « 11:45     *Refuse de prendre son repas dans la salle à manger. Dit qu'elle craint qu'on ne l'accepte pas et qu'elle n'aime pas se retrouver avec des inconnus. »*

F) Pour une dame à domicile dont la pression artérielle est vérifiée par l'infirmière du CLSC :

> « P.A. 184/100. *Se plaint de céphalée et d'étourdissement au réveil. Dit qu'elle tient à continuer ses activités même si elle ne se sent pas bien. »*

Dans certains cas, il est tout à fait approprié de noter qu'on observe « l'absence » ou la « normalité » d'une manifestation[14]. Quand l'infirmière questionne un client symptomatique, qu'elle obtient de l'information en utilisant ses sens ou un instrument, elle peut constater que certaines données recueillies sont normales et juger pertinent de les détailler quand même dans ses notes au dossier. Il est possible qu'un client hypertendu n'ait pas une vision brouillée ; un autre souffrant de méningite peut ne pas présenter de la photophobie ; et le client migraineux, n'avoir aucun signe annonciateur. Une description de tout ce qui est observé, y compris des valeurs normales et l'absence des signes anormaux, montre qu'une évaluation poussée a été effectuée. Des formulations comme les suivantes sont vraiment pertinentes :

« 10:00     P.A. 210/106. Pas de plainte de céphalée ni de vision brouillée. » ;

« 08:25     T° 39,2 °C, raideur de nuque, ne détourne pas le regard de la lumière. » ;

« 07:00     Accuse céphalée pulsative au côté droit du front, et à la région temporale et rétro-orbitaire droite. Se plaint de nausées, peau du visage moite. Aucun signe d'aura. »

**Une note pertinente informe des soins prodigués (qu'est-ce qui a été fait ?)**

Évidemment, de telles observations seraient incomplètes si on omettait d'écrire les interventions effectuées pour tenter de satisfaire les besoins fondamentaux. Il est donc pertinent d'y ajouter les soins infirmiers prodigués, non seulement ceux qui relèvent de l'ordonnance médicale, mais surtout ceux décidés de façon autonome. Pour faire suite aux exemples précédents, on inclurait des informations sur ce que l'infirmière a fait :

A) « 13:10     Dit qu'il a ressenti une DRS au retour de la toilette, sans irradiation. N'a pas pris de Nitro. P.A. 144/90, P 96. Vérification des connaissances sur la prise de Nitro et sur les activités permises. »

B) « 18:00     Se plaint de douleurs généralisées à 8/10, accentuées lors des changements de position. Grimace, retient sa respiration, tendue. Installée en décubitus latéral droit. Dose supplémentaire de morphine 2 mg S.C. bras gauche. »

C) « 00:20     Wheezing, R 40, ongles cyanosés, SpO$_2$ à 88 %. O$_2$ par lunettes nasales à 2 l/min. Tête de lit à 60°. Encouragée à faire des exercices de respiration avec les lèvres pincées. »

D) « 20:30     Après la visite de ses parents, confie que ceux-ci ne sont jamais contents de ce qu'il fait, qu'ils le critiquent à propos de tout. Ajoute : "Si je mourais, ils ne me regretteraient même pas, j'en suis sûr." Clarification de ses propos. »

E) « 11:45     Refuse de prendre son repas dans la salle à manger. Dit qu'elle craint qu'on ne l'accepte pas et qu'elle *n'aime pas se retrouver avec des inconnus. Invitée à choisir elle-même sa table. »*

F) *« P.A. 184/100. Se plaint de céphalée et d'étourdissement au réveil. Dit qu'elle tient à continuer ses activités même si elle ne se sent pas bien. Avisée de se reposer avant de poursuivre ses activités, et vérification des connaissances sur la prise des médicaments. »*

**Une note pertinente informe convenablement des réactions du client aux soins (qu'est-ce que les interventions ont donné ?)**

Le résultat des activités de soins effectuées est un élément révélateur de l'efficacité et de l'adéquation de ce que l'infirmière a choisi de faire. Il est donc pertinent de spécifier la réponse du client aux soins prodigués[15-16]. Même si on constate que les actes n'ont pas atteint le but recherché, il est tout aussi valable d'en faire part dans les notes au dossier. Évidemment, il faudra les compléter par les nouvelles interventions appliquées et suivre le même modèle. Si l'on reprend les mêmes exemples, on y ajouterait la réaction du client :

A) *« 13:10    Vérification des connaissances sur la prise de Nitro et sur les activités permises : peut expliquer quand et combien en prendre lorsqu'il a une DRS, et comment en prévenir l'apparition. Dit qu'il comprend les restrictions d'activités, mais qu'il n'accepte pas d'être limité dans ce qu'il fait. »*

B) *« 18:00    Installée en décubitus latéral droit. Dose supplémentaire de morphine 2 mg S.C. bras gauche.*

   *19:00    Dit que ses douleurs sont diminuées à 5/10. »*

C) *« 00:20    O$_2$ par lunettes nasales à 2 l/min. Tête de lit à 60°. Encouragée à faire des exercices de respiration avec les lèvres pincées. Dit qu'elle a peur de manquer d'air. Tachypnée à 36/min.*

   *00:30    Levée au fauteuil. Respire plus lentement quand je fais les exercices respiratoires avec elle. Dit se sentir plus calme.*

   *01:10    Recouchée. Ongles moins cyanosés, SpO$_2$ à 90 %. »*

D) *« 20:30         Clarification de ses propos : refuse d'approfondir le sujet de sa relation avec ses parents. Dit qu'il n'hésitera pas à se suicider si rien ne change entre lui et eux. »*

E) *« 11:45         Invitée à choisir elle-même sa table. Insiste pour prendre son repas dans sa chambre. »*

F)                *« Avisée de se reposer avant de poursuivre ses activités, et vérification de la prise des médicaments : dit qu'elle refuse de rester inactive et qu'elle prend sa médication quotidiennement. »*

**Une note pertinente apporte des éléments nouveaux et utiles pour mieux connaître le client (y a-t-il eu des changements ?)**

Si l'infirmière remarque une nouvelle donnée dans la condition clinique, et que cela contribue à préciser ou à clarifier une situation problématique, elle a de bonnes raisons de le rapporter dans ses notes. Tous les signes de détérioration ou d'amélioration valent la peine d'être consignés puisqu'ils témoignent à la fois de l'évolution de l'état du client et de l'évaluation continue qui en est faite. De telles observations sont révélatrices d'une surveillance assidue. Elles sont utiles pour diagnostiquer des problèmes infirmiers, établir un plan de soins et en montrer son application, et adapter les activités de soins en fonction des changements constatés.

---

**Parmi les notes suivantes, laquelle jugez-vous pertinente ?**

---

**a)**    Débarbouillette changée chaque matin à la main gauche après toilette.

**Passez à la page 62.**

**b)**    Incontinence urinaire, culotte et literie changées.

**Passez à la page 63.**

**c)**    Œdème aux membres inférieurs, pieds marbrés, orteils bleutés.

**Passez à la page 64.**

**d)**    Conjointe se dit non d'accord avec la décision des soins de confort, mais doit se joindre à la majorité (famille).

**Passez à la page 65.**

Vous avez choisi l'observation *a)*. Cet exemple se rapporte à la situation d'une personne hémiplégique présentant probablement des contractures au niveau des doigts de la main gauche. Pour éviter que les doigts se referment davantage, on lui a installé une débarbouillette roulée dans la main.

Selon vous, quels arguments justifient la pertinence de cette note ?

Est-ce pour prouver que la débarbouillette est changée chaque matin ? On n'a pas à en faire la preuve. Serait-ce vraiment grave si l'on remettait la même en place deux ou trois jours de suite ? L'important est de vérifier l'état de la paume, la raideur des doigts, l'amplitude des mouvements, la longueur des ongles, la présence d'œdème ou de douleur à la mobilisation des doigts, etc.

Est-ce pour montrer que l'on s'occupe d'un problème au niveau de la main paralysée ? Il vaudrait mieux alors mentionner que l'on fait des exercices passifs des doigts ou qu'on les maintient dépliés en les gardant étendus sur un oreiller, ou encore qu'on explique à la personne d'utiliser sa main droite pour faire bouger ses doigts gauches.

Est-ce plutôt parce qu'on ne sait pas quoi écrire ? Telle qu'elle a été formulée, la note met l'accent sur la débarbouillette, et non sur le problème au niveau de la main. Ce n'est pas pertinent.

Des formulations acceptables pourraient se lire comme suit :

> « *Doigts étendus sur un oreiller. A tendance à les maintenir repliés.* »

> « *Exercices passifs aux doigts gauches : raideur, incapable de les déplier complètement.* »

> « *Paume de la main sèche, desquamation de la peau. Crème appliquée, ongles coupés.* »

> « *Explications données sur l'importance de faire bouger ses doigts gauches avec sa main droite : ne le fait pas, mais maintient ses doigts étendus avec sa main droite.* »

N'est-il pas vraisemblable que, telles qu'elles ont été formulées, ces notes pourraient être utiles à la physiothérapeute ?

**Revenez à la page 61 et répondez à nouveau à la question.**

Vous avez choisi l'observation *b)*, où il est question d'un client présentant un problème d'élimination urinaire. Pour juger de la pertinence de cette note, il faut imaginer trois contextes :

Si la personne est temporairement incapable de contrôler son sphincter vésical, peu importe la raison, il est bon de mentionner le nombre et le moment des incontinences. Ces données seront utiles éventuellement pour poser un diagnostic infirmier d'*incontinence urinaire* et d'en préciser le type. Un plan de soins pourra ensuite être élaboré pour tenter de résoudre ce problème.

Certaines circonstances peuvent faire en sorte que la personne présente une incontinence occasionnelle : après le retrait d'une sonde vésicale à demeure, quand la mobilité est réduite et que la personne n'est capable de se retenir que pendant un temps limité ou à la suite d'une anesthésie générale, entre autres. Dans de tels cas, il est approprié de noter cette manifestation clinique.

On rencontre souvent ce phénomène dans les centres de soins prolongés où certains clients sont incontinents de façon permanente. Leur état fait en sorte que ce problème se manifeste : coma, déficit cognitif avancé, détérioration marquée de la condition générale ou phase terminale d'une maladie. Bien sûr, on vérifie les fonctions d'élimination, mais on ne note pas chaque fois que le client urine. Dans de tels contextes, on écrirait une note lorsqu'il y a absence d'incontinence puisque cela informerait sur une incapacité à uriner. Cela montrerait qu'il y a un changement dans les habitudes d'élimination du client.

Peu importe la situation clinique, ce n'est pas pertinent de signifier que la culotte et la literie sont changées. C'est un soin auquel tout client a droit. L'infirmière n'a pas à prouver qu'elle a posé cet acte. Celles qui se croient obligées de l'écrire le font sans doute en invoquant le principe qui voudrait que *ce qui est noté est reconnu comme ayant été fait, et ce qui n'est pas noté n'a pas été fait.* Si l'on croit au caractère absolu de ce principe, il faudrait vraiment tout écrire. Cela représenterait une lourde exigence, requerrait beaucoup de mémoire pour se rappeler tout ce qui s'est passé et prendrait énormément de temps d'écriture. **Il faut admettre que c'est le contexte clinique qui oriente le choix des sujets à consigner au dossier et en détermine la pertinence.**

**Revenez à la page 61 et choisissez une autre réponse.**

Vous avez choisi l'observation *c)*. En effet, cette note répond à plusieurs critères de pertinence. Elle informe des signes anormaux qu'un client présente. Parce qu'on a utilisé des termes précis, il est facile de visualiser le problème. N'étant pas en mesure de le vérifier, on est quand même clairement informé de l'état des pieds. Les faits rapportés nous aident à mieux connaître une situation. En lisant ces informations, on est mis en alerte par rapport à ce que l'on devrait continuer à évaluer. Une note pertinente contribue à assurer une continuité de surveillance. Logiquement, les inscriptions suivantes devraient faire mention de l'augmentation ou de la diminution de l'œdème, et des changements dans la coloration de la peau. Des remarques descriptives de la température et de la mobilité des pieds auraient permis d'avoir une image plus complète.

Vous aurez sans doute remarqué qu'il y manque les soins prodigués par rapport au problème. Il faut retenir que le sujet de la note est tout à fait pertinent. **Gardez en mémoire que ce qui est considéré non pertinent pour un client peut toutefois être d'une grande importance pour un autre.** D'où le caractère personnalisé des inscriptions au dossier et l'obligation d'individualiser notre questionnement avant d'écrire.

**Passez à la page 66.**

Vous avez choisi l'observation *d)*. Elle renvoie à une situation où le client est en phase terminale de cancer de la prostate. Après l'avoir rencontré avec son entourage, il est convenu qu'on ne lui prodigue que des soins visant à lui procurer le plus grand confort possible pour lui assurer une plus grande qualité de fin de vie et une mort paisible. On ne s'acharne pas à utiliser des méthodes thérapeutiques énergiques.

Dans cet exemple, on souligne la réaction de la conjointe du client par rapport à cette décision. Il serait beaucoup plus pertinent de savoir comment le principal intéressé réagit à cela. N'oubliez pas qu'une note pertinente **est toujours relative au client**. Il faut donc qu'on parle de lui. Ne pas mentionner la réaction des proches dans les notes ne signifie pas qu'ils sont exclus des soins et de l'approche que l'infirmière adopte. Si on constate une influence significative sur le comportement du client, on peut le rapporter ainsi :

> *« Exprime sa tristesse devant la réaction de sa conjointe concernant la décision des soins de confort. Dit qu'il est bouleversé de la voir ainsi. »*

Cette formulation met l'accent sur l'état psychologique du client dans un contexte défini. Même de manière sous-jacente, on devine l'impact de sa condition sur une personne significative. Par extension, cela montre que l'entourage immédiat n'est pas négligé dans la considération globale de la situation.

En plus de ne pas être pertinente, cette note est inacceptable. Ne trouvez-vous pas qu'on porte un jugement sur la réaction de la conjointe ? On ne reconnaît pas son désaccord puisqu'on dit qu'elle devrait se rallier à la décision de la majorité. Elle peut exprimer sa divergence sans qu'on soit obligé d'en faire part dans les notes au dossier.

**Revenez à la page 61 et répondez à nouveau à la question.**

## ANALYSE D'UNE SITUATION CLINIQUE

Madame Hubert a 59 ans. Elle a fait un infarctus du myocarde. Elle a quitté l'unité de soins coronariens il y a deux jours. Il lui est maintenant permis d'effectuer certaines activités comme circuler dans sa chambre, aller à la toilette, se laver seule au lavabo. Pendant la nuit, elle a éprouvé une douleur rétrosternale lorsqu'elle s'est levée pour se rendre à la toilette. La douleur a disparu quelques secondes après qu'elle ait pris une vaporisation de Nitro sublinguale. Comme chaque matin, elle a mangé tout son déjeuner. Elle a éprouvé des étourdissements au lever qui ont disparu presque immédiatement. Cela ne l'a pas empêchée d'exécuter ses autosoins d'hygiène. Elle n'a pas ressenti de douleur lors de cette activité. À 10 heures, sa pression artérielle était de 150/88, comme d'habitude. Elle a uriné à la toilette et, comme elle se sentait bien, elle est allée visiter une compagne dans une chambre voisine. Quand l'infirmière lui a rappelé qu'elle ne pouvait circuler en dehors de sa chambre, la cliente a répondu qu'elle savait qu'elle ne devait pas le faire, mais, comme elle n'avait pas de douleur dans la poitrine, elle croyait qu'il n'y avait aucun danger.

**Quels sont les éléments pertinents qui devraient être notés au dossier pour le service de jour ? Pourquoi le sont-ils ?**

1. Elle a éprouvé des étourdissements lorsqu'elle s'est levée. C'est une manifestation clinique anormale.

2. Elle n'a pas ressenti de douleur thoracique quand elle a fait sa toilette. Comme elle en a éprouvé pendant la nuit, ce point est pertinent puisque le fait de se laver n'a pas provoqué de douleur. On a donc de l'information sur la capacité de son cœur à tolérer un effort.

3. Elle a marché en dehors de sa chambre sans ressentir de douleur dans la poitrine. Cette activité n'étant pas permise, il est important de le rapporter. Éventuellement, cela pourrait être utile pour diagnostiquer un problème infirmier de *non-observance*. Il est bon de souligner que, malgré tout, cela n'a pas causé de douleur.

4. L'infirmière lui a rappelé qu'elle ne pouvait se promener en dehors de sa chambre. Cela montre l'intervention qui a été faite.

Il n'est pas nécessaire d'écrire une note sur son alimentation, puisqu'elle a mangé comme d'habitude. Même si la pression artérielle est élevée, on ne donne pas plus de détails dans les notes puisque cela correspond à la valeur habituelle de la cliente ; on l'inscrit seulement sur la feuille de signes vitaux. Comme elle n'a aucun problème urinaire, il n'est pas approprié de noter la miction. On y porterait plus d'attention si le fait de se rendre à la toilette déclenchait de la douleur.

Une note est **précise** lorsqu'elle ne contient aucun élément superflu et qu'elle n'est pas interprétable. Elle est comprise de la même façon par toutes les personnes qui la lisent et ne laisse aucune incertitude. Il est de mise de rapporter les faits en utilisant un vocabulaire descriptif. L'utilisation des termes techniques médicaux est fortement conseillée[17], à moins de ne pas être certain de leur sens.

Pour vous aider à préciser davantage vos notes, posez-vous les questions suivantes :

**Qui ?** c'est-à-dire qui rapporte les évènements dont on n'a pas été témoin et qu'on désire consigner au dossier parce qu'ils sont considérés pertinents ?

*Exemples*

a) *« 17:00*     *Appel de sa fille Isabelle nous avisant qu'après avoir visité sa mère cet après-midi, cette dernière aurait menacé de se suicider. »*

b) *« 19:50*     *Selon son épouse, aurait fait une chute dans la salle de bain vers 19:30. »*

Il n'est pas recommandé de rapporter ce que d'autres personnes disent, à moins que l'information soit cruciale[18]. Cependant, comme les sujets de ces deux exemples sont très pertinents, ils ne doivent pas passer sous silence. La formulation met l'accent sur la source informative en relation directe avec des situations cliniques qui ne doivent pas être négligées. Pour compléter de telles notes, l'infirmière devrait y ajouter les données qu'elle recueille à la suite de l'information privilégiée obtenue ; elle démontrerait ainsi qu'elle est soucieuse d'assurer un suivi de ce qui s'est passé, même si elle n'était pas présente lorsque cela s'est produit :

**a)** *« 17:00*    *Appel de sa fille Isabelle nous avisant qu'après avoir visité sa mère cet après-midi, cette dernière aurait menacé de se suicider.*

*17:15*    *Vérification des intentions suicidaires : dit qu'elle ne voit pas d'amélioration de son état, qu'elle aimerait aller vivre chez sa fille, mais qu'elle n'a pas l'intention de mettre fin à ses jours. »*

**b)** *« 19:50*    *Selon son épouse, aurait fait une chute dans la salle de bain vers 19 heures 30.*

*20:00*    *Aucune blessure apparente, dit qu'il ne se souvient pas d'être tombé et que sa femme l'a aidé à se coucher. Avisé de ne pas se lever seul et de demander de l'aide s'il désire aller à la toilette. »*

**Quoi ?** c'est-à-dire qu'est-ce que j'ai vu, entendu, senti, palpé ou mesuré en relation avec la condition actuelle du client[19-20-21-22] ? C'est la meilleure façon de démontrer de l'objectivité : les faits rapportés précisément confèrent une très grande valeur au contenu des observations.

*Exemples*

*« Miction de 300 ml, urine de couleur orangée, d'odeur nauséabonde. »*

*« Vomissement bilieux verdâtre de 150 ml. »*

*« Pieds froids, cyanosés. »*

*« P.A. 198/108. »*

*« Ronchi au lobe inférieur droit. »*

*« Ecchymose de 3 cm de diamètre au poignet gauche. »*

Les descriptions de ces exemples sont préférables à des formulations comme celles qui suivent :

*« Miction abondante, de couleur et d'odeur anormales. »*

*« Vomissement verdâtre moyennement abondant. »*

*« Mauvaise circulation aux pieds. »*

*« Pression artérielle très élevée. »*

*« Râles pulmonaires. »*

*« Lésion bleutée au poignet gauche. »*

**Quand ?** c'est-à-dire à quel moment ou dans quelles circonstances l'évènement s'est-il produit ? **À quelle heure**... le client s'est-il plaint de douleur ?... a-t-il présenté un signe anormal ?... ai-je fait telle intervention directe ?... ai-je noté un résultat de mes interventions ?... ai-je averti le médecin ? etc. **À quel moment** la condition du client a-t-elle commencé à se détériorer ? Ajouter l'heure des constatations faites, des interventions, de l'évaluation des résultats n'est pas un détail anodin. Au contraire, cela aide à situer les évènements dans le temps et à prouver qu'une surveillance est assurée ponctuellement[23-24-25], en plus d'ajouter encore plus de crédibilité à ce qui est documenté[26].

*Exemples*

**a)** *« 14:20*      Rougeur à la malléole externe droite. »*

**b)** *« 08:30*      Se plaint de nausées. »*

**c)** *« 21:15*      Accuse douleurs généralisées à 8/10.*

     *21:20*      Analgésique p.o. donné.*

     *22:30*      Dit que les douleurs sont diminuées à 5/10. »*

**d)** *« 10:30*      Dit qu'il a ressenti des étourdissements en se levant du fauteuil vers 10:00. »*

**e)** *« 19:45*      Se plaint de céphalée temporale bilatérale une heure après le début de l'administration de Venofer I.V.*

     *21:10*      Ne se plaint plus de céphalée. »*

**f)** *« 12:45*      Dr Jacques avisé de la P.A. à 72/54. »*

**Où ?** c'est-à-dire la localisation exacte. Où le client dit-il qu'il a mal ? Où présente-t-il une plaie ? etc. Préciser l'endroit d'une manifestation contribue à se faire une idée encore plus juste de l'état du client. Il est alors beaucoup plus facile de s'en faire une image mentale qui correspond à la réalité.

*Exemples*

> *« Plaie en forme d'étoile à l'arcade sourcilière droite. »*
>
> *« Accuse douleur à l'hypocondre droit. »*
>
> *« Se plaint d'engourdissement au pouce et à l'index gauches. »*
>
> *« DRS irradiant aux deux bras et à la nuque. »*
>
> *«Le fond de la plaie au coccyx est rouge, pourtour bleuté sur une surface de 1 cm, écoulement blanchâtre dans la partie inférieure. »*
>
> *«Égratignure de 5 cm de longueur au tiers moyen de la face antérieure de la cuisse gauche. »*

**Comment…** est le client après mes interventions ? Cette information renseigne sur les résultats observés et sur l'efficacité des soins[27-28]. De même, la preuve d'une continuité de surveillance est sans équivoque, peu importe les conséquences des actions infirmières posées.

*Exemples*

> *« Rougeur à la hanche droite disparaît 30 minutes après le changement de position. »*
>
> *« 18:45    Ne se plaint plus de nausées après avoir reçu Gravol à 17h. »*
>
> *« 14:00    Dit que ses douleurs lombaires ne sont pas soulagées malgré analgésique reçu à 13h. »*
>
> *« 20:15    Resp. 34/min, essoufflé malgré O₂ à 3 l/min. »*

| **Une des observations suivantes est bien précisée. Laquelle ?** |
|---|

a)  11:10    Congestionné. Tousse beaucoup, expectore peu.
            Dyspnéique ++.

**Passez à la page 72.**

b)  09:00    Escarre au coccyx de 2 cm de diamètre. Pourtour rouge,
            Ø exsudat.

**Passez à la page 73.**

Vous trouvez que l'observation *a)* est précise ? Il n'en est rien. Le terme *congestionné* ne décrit pas spécifiquement l'état respiratoire du client ; il peut être utilisé pour d'autres organes. Il est possible de préciser la difficulté respiratoire en se demandant quelles sont les caractéristiques des paramètres de la respiration. Par exemple, la fréquence, le rythme, l'amplitude. Le client a-t-il une respiration embarrassée, bruyante, sifflante ? Y a-t-il présence de râles pulmonaires à l'auscultation ? Observe-t-on un battement des ailes du nez ? Autant de questions qui gagneraient à être précisées.

Les termes *beaucoup* et *peu* sont facilement interprétables. Ils n'ont de sens que pour la personne qui les a écrits puisque c'est elle qui peut expliquer ce qu'elle a voulu dire exactement.

On utilise à tort les +++ pour quantifier une manifestation ou en mesurer l'intensité. Ils ont une signification relative et sont donc à proscrire.

Que pensez-vous de cette correction ?

> *« Respiration embarrassée et superficielle à 32/min. Toux grasse, incapable d'expectorer. »*

**Revenez à la page 71 et choisissez l'autre réponse.**

Il n'est pas possible de mal interpréter cette observation puisque toute infirmière sait ce qu'est une escarre. En plus, on précise sa localisation et sa grandeur ; la mesure de deux centimètres est la même pour tout le monde. Le symbole Ø signifie *absence de* et n'a pas d'autre signification. On mentionne que la peau entourant la plaie est rouge, et non violacée ou bleutée.

L'utilisation des termes techniques médicaux est de rigueur pour décrire une situation clinique. Ce vocabulaire fait partie de la formation initiale de l'infirmière. Il favorise une meilleure compréhension de l'information transmise. En plus, il contribue à donner plus de crédibilité aux notes.

Il ne faut pas craindre d'employer une terminologie spécifique. L'infirmière ne pose aucun diagnostic médical quand elle affirme que le client se plaint de *céphalée*, qu'elle a observé de l'*hématurie*, une *ecchymose* ou des *pétéchies*, qu'elle a entendu des *sibilances* à l'auscultation, qu'elle a senti une *haleine éthylique*, qu'elle a palpé une *masse* au quadrant supérieur gauche du sein gauche.

**Passez à la page 74.**

Une note **concise** exprime beaucoup de choses en peu de mots. Elle est brève, mais dense en informations. Il faut essayer de faire des phrases courtes et éviter les détails inutiles ou redondants[29], tout en gardant suffisamment d'éléments pour avoir une idée claire de ce qui est arrivé[30].

L'utilisation des abréviations est acceptable[31-32] à condition qu'elles n'aient qu'un sens et qu'elles ne portent pas à confusion ; elles doivent être normalisées pour être comprises par tous les utilisateurs du dossier[33-34] et ne pas être employées seulement pour sauver du temps[35-36]. On ne doit pas en inventer dans le seul but de raccourcir les notes. Certains centres hospitaliers fournissent une liste d'abréviations approuvées, mais utilisables localement seulement ; en dehors de leur milieu, elles pourraient ne pas être valables. Si une abréviation est méconnue ou non officielle, cela pourrait entraîner des erreurs de compréhension ou occasionner une perte de temps pour les lecteurs qui chercheraient à en trouver la signification[37].

Dans certains cas, il est préférable d'écrire un mot au complet pour éviter les mauvaises interprétations. L'emploi de la lettre « u » pour désigner une dose de médicament en « unités » ne devrait pas être permis ; il est facile de la confondre avec les chiffres « 0 » ou « 4 » lorsqu'elle est manuscrite[38]. De même, l'abréviation « ml » est à privilégier à « cc », car ces dernières lettres peuvent être lues comme des « 00 ».

Les symboles reconnus et les termes techniques médicaux aident à raccourcir les notes sans que ce soit au détriment de la qualité de leur contenu. Par exemple, au lieu d'écrire que le client ne se souvient ni de l'endroit où il se trouve, ni du jour, de la date, de l'année en cours, et qu'il ne reconnaît pas les personnes qui l'entourent, on simplifie l'observation par l'expression *désorienté dans les trois sphères*. Cela exprime la même chose en peu de mots, sans en perdre le sens.

**Laquelle des notes suivantes est suffisamment informative tout en étant concise ?**

a) 19:45     Resp. Cheyne-Stokes c̄ apnée de 10 s.

**Passez à la page 76.**

b) 11:00     SNV CCMS.

**Passez à la page 77.**

c) 02:20     Souffrant +++.

**Passez à la page 78.**

d) 21:50     KT 500 cc.

**Passez à la page 79.**

Dans la note *a)*, il est question d'un type de respiration caractérisée par une amplitude respiratoire croissante, de superficielle à profonde, puis décroissante, de profonde à superficielle, suivie d'un arrêt plus ou moins prolongé avant de reprendre ce même cycle. Le terme *Cheyne-Stokes* décrit cette respiration et est compris de tous. Il est important de mesurer la durée d'une période d'apnée.

Les abréviations *resp.* et *s* sont acceptables pour les mots *respiration* et *seconde*. Le symbole $\bar{c}$ veut dire *avec*. Consultez l'annexe II pour une liste d'abréviations et de symboles utilisables pour raccourcir vos notes. Rappelez-vous que, pour les employer, il ne doit pas y avoir d'ambiguïté possible. Autrement, les inscriptions pourraient perdre de leur crédibilité.

En peu de mots, il est possible de décrire des observations qui informent précisément de la situation clinique du client. Il faut répandre l'usage du vocabulaire scientifique connu pour être précis et descriptif dans les annotations au dossier.

**Passez à la page 80 et poursuivez votre lecture.**

Cette note est très courte. Mais la comprenez-vous bien ? Informe-t-elle clairement de la condition neurovasculaire ? Aviez-vous deviné que c'était cela dont il était question ? Pour votre information, voici la signification de ces lettres :

S          Signes

N          Neuro

V          Vasculaires

C          Coloration

C          Chaleur

M          Mobilité

S          Sensibilité

Malgré sa brièveté, on ne sait pas à quel membre l'infirmière a vérifié les signes neurovasculaires. On en apprend encore moins sur les signes comme tels. Quelle est la coloration ? Le membre est-il chaud, froid ou tiède ? Le client peut-il le bouger ? Perçoit-il les sensations douloureuses ?

Si vous soignez un client ayant subi une chirurgie vasculaire ou orthopédique, il se peut que vous lisiez qu'il a un « *bon CCMS* ». Est-ce univoque que la coloration du membre touché est rosée ? Qu'en est-il alors chez la personne de race noire ? Est-ce que la tiédeur peut être considérée *bonne* ou forcément *anormale* ? De telles questions n'auraient pas à se poser en lisant une note claire.

Il ne faut pas utiliser les abréviations à l'excès, dans le seul but de raccourcir les notes. Elles servent à cela, bien sûr, mais elles doivent d'abord informer précisément sur la condition du client.

Cette correction est-elle plus compréhensible ?

> « *08:10     Pied dr. tiède, rosé, sensible au toucher. Bouge ses orteils.* »

**Revenez à la page 75 et choisissez une autre réponse.**

On retrouve trop souvent une telle note pour mentionner que le client éprouve de la douleur. Il ne va pas de soi qu'il a mal au côté gauche parce qu'il a une fracture à la hanche gauche. Il peut tout aussi bien ressentir de la douleur dans toute la jambe ou dans la région lombaire. Quand vous lisez cette note, savez-vous exactement où le client a mal ? Quel est le type de douleur ? Y a-t-il des facteurs qui la déclenchent ou l'accentuent ? Quelle en est l'intensité ? Y a-t-il des signes concomitants ? Autant de questions qui restent sans réponse.

Que veulent dire les +++ ? Est-ce révélateur de l'intensité exacte de la douleur ? N'oubliez pas que c'est une manifestation **subjective** et que seul le client peut la quantifier. En raison de sa courte expérience en soins infirmiers, une élève infirmière de première année ne peut avoir la même vision de l'intensité de la douleur qu'une infirmière expérimentée. Cela varie même d'une infirmière à l'autre. C'est pourquoi il faut s'en tenir à l'évaluation subjective que le client fait et ne pas la traduire par des ++++. Leur usage est à bannir.

La note est brève, mais elle n'informe pas clairement de ce que ressent le client. Seule la personne qui l'a écrite peut expliquer ce qu'elle veut vraiment dire. On ne doit pas perdre la qualité du contenu clinique par souci de raccourcir les notes.

**Revenez à la page 75 et choisissez une autre réponse.**

Le langage actuel est souvent rempli d'expressions colorées et de mots écourtés. La tendance à raccourcir les termes se répand facilement. Les habitudes de clavardage conduisent à des modifications de l'orthographe qui sont loin d'être acceptées. Cependant, il ne faut jamais perdre de vue que le dossier médical est un document légal n'étant pas soumis aux influences ni aux caprices de la modernité. C'est sans doute une mode de parler « techno » ou « texto » : on donne une injection *sous-cut*, installe une *perf I.V.*, fait un *cathé*, le client se plaint de nausées *on and off*, on administre un médicament I.V. par *mini-perf*, etc.

Dans l'exemple *d)*, les lettres « K » et « T » ont été utilisées pour mentionner qu'un *cathétérisme vésical* avait été fait. Aviez-vous deviné que c'était ce dont il s'agissait ? Si une abréviation n'est pas reconnue et non approuvée dans un milieu de soins, elle ne peut être employée. Sinon, il est fort possible qu'elle ne soit pas comprise par tous les lecteurs.

Rappelez-vous qu'il est préférable d'écrire « ml » plutôt que « cc ». Ces lettres peuvent être lues comme des « 00 » et donner une signification différente à la note. Dans cet exemple, le client n'avait sûrement pas 50 000 ml d'urine dans la vessie, mais si les lettres « cc » ressemblent à des « 00 », cela fait sursauter, n'est-ce pas ?

Il faut faire très attention quand on a recours aux abréviations ou aux symboles pour raccourcir un texte. La qualité du contenu clinique des notes d'évolution ne doit pas être affectée par leur mauvaise utilisation ou leur emploi exagéré. C'est toute la crédibilité de ce qui est écrit qui pourrait éventuellement être remise en question[39].

**Retournez à la page 75 et choisissez un autre exemple.**

Une écriture soigneuse rend les notes **lisibles**[40], ce qui en inspire la lecture tout en éliminant les erreurs d'interprétation. C'est un détail qui donne encore plus de crédibilité parce que la personne qui lit un dossier n'a pas à déchiffrer ce qui est écrit pour comprendre[41]. La calligraphie peut ne pas être élégante tout en étant compréhensible. Une note est illisible si deux intervenants sont incapables de la lire[42]. Même si elles contiennent des informations pertinentes sur la condition du client, des notes illisibles perdront leur valeur. D'ailleurs, une écriture illisible peut être considérée dans la radiation d'une infirmière du tableau de l'Ordre des infirmières et infirmiers du Québec[43] :

- En considérant d'autres chefs d'accusation, une infirmière a été radiée pendant un an pour avoir inscrit des notes illisibles au dossier d'une usagère ;

- En tenant compte de deux autres infractions, une infirmière a été radiée pendant quatre semaines pour avoir rédigé des notes illisibles ou incomplètes aux formulaires de contrôle des narcotiques.

La méthode narrative est une des nombreuses façons de structurer les notes d'évolution. Des annotations **chronologiques**[44-45] se suivent dans le temps. Elles respectent l'ordre de déroulement des évènements infirmiers[46] quant à la date et à l'heure. Ainsi, pas d'acrobatie mentale à faire pour avoir une idée de l'état du client. Voici un exemple de notes chronologiques :

« *2006-06-01*     *08:15*     *Nauséeux, ne mange que la moitié de son déjeuner.*

                       *08:30*     *Vomissement alimentaire ≈ 100 ml.*

                       *09:00*     *Nausées persistent. Vomissement alimentaire de 50 ml. Se plaint d'étourdissement. Diaphorèse au visage, faciès pâle.*

                       *09:10*     *Dimenhydrinate 100 mg 1 supp. I.R.*

                       *10:00*     *Dit être moins nauséeux et se sentir encore étourdi. Refuse de se lever.*

                       *11:30*     *S'assoit au fauteuil. Dit ne plus avoir de nausées.*

                       *11:45*     *Mange de la soupe, tolère.* »

Parce que la description des évènements est chronologique, il est facile de lire le bloc d'observations et de se faire une idée précise de l'évolution de la condition du client[47]. Quand des notes sont écrites en respectant le moment où les faits se produisent, cela démontre que l'infirmière assure une surveillance suivie d'une situation[48]. Tant que la chronologie est maintenue, la lecture en est facilitée même si des notes n'ayant aucun lien entre elles y sont ajoutées. Dans l'exemple présenté, on aurait pu inclure qu'un pansement a été changé à 10 heures 30, que le client s'est plaint de douleur à 11 heures, et ne rien perdre du fil de l'histoire.

L'**absence de fautes d'orthographe** favorise une meilleure compréhension des observations écrites et contribue à une plus grande précision. Des mots comme *dysphagie* et *dysphasie* ne diffèrent que par une lettre, mais n'ont pas du tout la même signification. Plusieurs médicaments se ressemblent quant à l'orthographe de leurs noms, mais n'agissent pas de la même manière et ne sont pas donnés pour les mêmes raisons : Calan et Calax, Delaxin et Dalacin. Il est donc important d'orthographier correctement les mots choisis[49] pour éviter toute confusion.

Même si les notes sont indubitablement pertinentes, leur crédibilité s'en voit diminuée[50] si elles contiennent des fautes d'orthographe ou de syntaxe pouvant influer sur leur compréhension. En plus d'être risibles, des notes comme les suivantes, malheureusement réelles, sont inacceptables : *levé sur chaise des anges* (chaise d'aisance), *soluté un corps salin installé* (soluté ¼ salin), *mis en chambre des Allemands* (en chambre d'isolement), *diète sans selle* (sans sel). Il est plausible de penser que l'infirmière qui ne porte pas attention à la façon dont elle écrit ses notes démontre également qu'elle banalise les soins qu'elle prodigue[51].

## POINTS IMPORTANTS À RETENIR

- Les notes de l'infirmière doivent être véridiques, pertinentes, factuelles, complètes, précises, concises, lisibles, chronologiques et exemptes de fautes de syntaxe et d'orthographe.

- Ce sont les qualités des notes d'évolution qui leur procurent le plus de crédibilité sur le plan légal.

- Une note pertinente est toujours relative au client et appropriée à sa condition clinique. Elle informe des soins prodigués et de la réponse du client à ceux-ci. Elle apporte des éléments nouveaux et utiles pour mieux le connaître.

- Les abréviations doivent être utilisées avec prudence. Seules celles qui sont reconnues et comprises par tous peuvent être employées, sans quoi la compréhension de ce qui est écrit est affectée.

## Note et références

1. ASSOCIATION DES INFIRMIÈRES ET INFIRMIERS DU NOUVEAU-BRUNSWICK. *Tenue de dossiers : normes à l'intention des infirmières immatriculées*, 2002, p. 5.

2. <http://www.corexcel.com/html/body.documentation.title.ceus.htm> (7 mars 2006).

3. EHRENBERG, Anna, Margarita EHNFORS et Björn SMEDBY. « Auditing Nursing Content in Patient Records », *Scandinavian Journal of Caring Sciences*, vol. 15, n° 2, June 2001, p. 134.

4. WOOD, Christopher. « The Importance of Good Record-Keeping for Nurses », *Nursing Times*, vol. 99, n° 2, January 2003, p. 27.

5. PENNELS, Caroline J. « Statements : What to Expect if You Are Asked to Prepare One », *Professional Nurse*, vol. 18, n° 8, April 2003, p. 472.

6. <http://www.hsmn.com/hsmntxt/detail3.htm> (7 mars 2006).

7. *Code de déontologie des infirmières et infirmiers*, 2003, 135 G.O. II, 98, article 14.

8. OIIQ. « Falsifier, fabriquer… ce qu'en dit le Code de déontologie », *Le Journal*, vol. 1, n° 3, janvier-février 2004, p. 7.

9. SMITH, Linda S. « Handling Documentation Errors », *Nursing*, vol. 33, n° 10, October 2003, p. 73.

10. <http://www.nurseweek.com/ce/ce670a.asp> (6 octobre 2004).

11. *Petit Larousse illustré*, 2006, p. 809.

12. KOZIER, Barbara *et al. Fundamentals of Nursing*, Toronto, Prentice Hall, 2004, p. 460.

13. <http://www.corexcel.com/html/body.documentation.title.ceus.htm> (7 mars 2006).

14. YOCUM, R. Fay. « Documenting for Quality Patient Care », *Nursing*, vol. 32, n° 8, August 2002, p. 60.

15. <http://www.malenursemagazine.com/charting.html> (7 mars 2006).

16. <http://www.dmr.state.ct.us/publications/centralofc/hcs_ng96-3.htm> (7 mars 2006).

17. <http://www.nso.com/newsletter/advisor/2002_winter/ student.htm?PHPSESSID=49a0feeb0541dbe22accdae1b4f49f0d> (7 mars 2006).

18. <http://www.corexcel.com/html/body.documentation.title.ceus.htm> (7 mars 2006).

19. WOOD, Christopher. *Loc. cit.*, p. 27.

20. <http://www.nurseweek.com/ce/ce670a.asp> (6 octobre 2004).

21. <http://www.nso.com/newsletters/advisor/1999_summer/student/ s_8_99.php> (7 mars 2006).

22. <http://www.nurseweek.com/ce/ce20a.html> (15 octobre 2004).

23. HALLIDAY, Anne. « Creating a Reliable Time Line », *Nursing*, vol. 35, n° 2, February 2005, p. 27.

24. BROUS, Edith Ann. « 7 Tips on Avoiding Malpractice Claims », *Nursing*, vol. 34, n° 6, June 2004, p. 16.

25. <http://www.nurseweek.com/ce/ce670a.asp> (6 octobre 2004).

26. <http://www.csgna.com/documentation.htm> (25 février 2006).

27. <http://www.corexcel.com/html/body.documentation.title.ceus.htm> (7 mars 2006).

28. SULLIVAN, Gayle H. « Does Your Charting Measure up ? », *RN*, vol. 67, n° 3, March 2004, p. 61.

29. PENNELS, Caroline J. *Loc. cit.*, p. 472.

30. SOLON, Mark. « Bum Notes », *Health Service Journal*, vol. 113, n° 5862, July 2003, p. 33.

31. <http://www.csgna.com/documentation.htm> (7 mars 2006).

32. <http://www.nso.com/newsletter/advisor/2002_winter/ student.htm?PHPSESSID=49a0feeb0541dbe22accdae1b4f49f0d> (7 mars 2006).

33. ASSOCIATION DES INFIRMIÈRES ET INFIRMIERS DU NOUVEAU-BRUNSWICK. *Op. cit.*, p. 5.

34. WATSON, Anita. « Poor Record-Keeping May Indicate a Lack of Care », *Nursing Times*, vol. 99, n° 14, 8-14 April 2003, p. 33.

35. YOCUM, R. Fay. *Loc. cit.*, p. 62.

36. WOOD, Christopher. *Loc. cit.*, p. 27.

37. ASSOCIATION DES INFIRMIÈRES ET INFIRMIERS DU NOUVEAU-BRUNSWICK. *Op. cit.*, p. 5.

38. YOCUM, R. Fay. *Loc. cit.*, p. 62.

39. <http://www.amnhealthcare.com/ManagementPerspective.asp? ArticleID=12581> (7 mars 2006).

40. YOCUM, R. Fay. *Loc. cit.*, p. 63.

41. KROLL, Maureen. « What Were You Thinking ? Charting Rules to Keep You Legally Safe », *Journal of Gerontological Nursing*, vol. 29, n° 3, March 2003, p. 15.

42. <http://www.amnhealthcare.com/ManagementPerspective.asp? ArticleID=12581> (7 mars 2006).

43. Ces avis de radiation ont été respectivement publiés dans :

    OIIQ. *Le Journal*, vol. 3, n° 4, mars-avril 1996, p. 6.

    OIIQ. *Le Journal*, vol. 2, n° 3, janvier-février 2005, p. 6.

44. PENNELS, Caroline J. *Loc. cit.*, p. 472.

45. <http://www.corexcel.com/html/body.documentation.title.ceus.htm> (7 mars 2006).

46. <http://www.nbnu-siinb.nb.ca/charting-ang.pdf> (28 juin 2005).

47. « Documentation Dilemmas », *Nursing*, vol. 33, n° 6, June 2003, p. 67.

48. <http://www.nurseweek.com/ce/ce670a.asp> (6 octobre 2004).

49. SULLIVAN, Gayle. *Loc. cit.*, p. 61.

50. <http://www.amnhealthcare.com/ManagementPerspective?
ArticleID=12581> (7 mars 2006).

51. <http://www.nso.com/newsletters/advisor/1999_summer/student/
s_8_99.php> (7 mars 2006).

# CHAPITRE IV

## CONTENU DES NOTES D'ÉVOLUTION DE L'INFIRMIÈRE

**But de l'étude de ce chapitre**

Aider à sélectionner les informations à rapporter dans les notes d'évolution.

**Objectif général**

Connaître les renseignements importants à consigner au dossier du client.

**Objectifs spécifiques**

Après avoir complété l'étude de ce chapitre, vous devriez pouvoir :

- citer les renseignements cliniques que l'infirmière devrait consigner au dossier d'après les *Perspectives de l'exercice de la profession d'infirmière* de l'OIIQ ;

- expliquer l'utilité de l'acronyme PIR ou DIR ;

- nommer des sources d'inspiration guidant l'infirmière dans la sélection de ses annotations au dossier ;

- justifier la pertinence de ces sources ;

- identifier ce qui ne devrait pas être détaillé dans une note d'évolution professionnelle.

## 4.1   Quoi écrire ?

Il ne faut jamais perdre de vue que les notes d'évolution doivent **avant tout renseigner sur le client.** Mais que devons-nous écrire ? Dans les *Perspectives de l'exercice de la profession d'infirmière,* l'Ordre des infirmières et infirmiers du Québec a précisé les informations qui sont à noter[1] :

> « L'infirmière consigne au dossier du client tous les renseignements cliniques nécessaires pour suivre l'évolution de son état de santé et assurer la continuité des soins et des traitements, y compris les données relatives aux évaluations cliniques, les problèmes relevés, le plan thérapeutique infirmier et ses ajustements, les interventions effectuées, les résultats obtenus ainsi que les réactions du client. »

Cet élément de l'exercice est applicable à tous les secteurs où l'infirmière doit documenter ses activités de soins. En respectant ces points, il est facile d'arriver à rendre compte de la situation clinique globale du client.

Le modèle qui suit peut aider à choisir des sujets pertinents et être utile pour structurer des notes d'évolution complètes[2] :

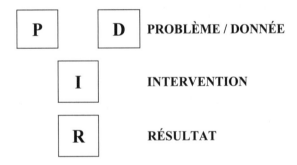

| | | |
|---|---|---|
| **P** | **D** | **PROBLÈME / DONNÉE** |
| | **I** | **INTERVENTION** |
| | **R** | **RÉSULTAT** |

Il ne faut jamais perdre de vue que la documentation des soins infirmiers au dossier devrait démontrer l'évaluation clinique effectuée, les actions appliquées pour tenter de satisfaire les besoins du client[3-4] et, finalement, la réponse de celui-ci à ce qui est fait[5-6-7-8]. En définitive, c'est un reflet de l'application du processus de la démarche de résolution de problèmes infirmiers[9-10].

# 1. Description d'une situation problématique

On y retrouve les renseignements aidant à cerner un problème chez le client, que ce soit un diagnostic infirmier ou un changement significatif de son état. Cela inclut toutes les données objectives et subjectives relatives à sa condition actuelle et résultant de l'évaluation initiale qui en est faite. Voici quelques exemples de situations à décrire[11] :

- *Une complication soudaine.* Par exemple, une chute de pression artérielle après une chirurgie, un saignement vaginal abondant après un accouchement, une modification significative du tracé de l'ECG après un infarctus, un épisode d'hypoglycémie prononcée, des signes de détresse respiratoire, une décélération du cœur fœtal, une échelle de Glasgow passant de 15 à 10, etc.

- *Une détérioration majeure.* Par exemple, une dégradation graduelle de l'état de conscience à la suite d'un traumatisme crânien, une perte progressive de la sensibilité et de la mobilité après la mise en place d'une traction transosseuse à une jambe, l'apparition des signes de péritonite chez un client souffrant d'appendicite aiguë, etc.

- *Une manifestation anormale.* Par exemple, une céphalée, des étourdissements, de l'hématurie, de l'œdème à godet, de l'odynophagie, toutes douleurs, de la cyanose, des bruits respiratoires adventices, des selles diarrhéiques, des vomissements, une vision brouillée, des signes vitaux anormaux, etc.

- *Tous signes et symptômes en relation avec le diagnostic médical.* Par exemple, des urines de couleur foncée et une sensation de brûlure à la miction associées à une infection urinaire, des tremblements des mains et de la festination chez un client parkinsonien, une respiration sifflante lors d'une crise d'asthme, une toux productive d'expectorations purulentes et une douleur thoracique chez une personne présentant un syndrome typique de pneumonie, etc.

- *Un comportement inhabituel.* Par exemple, uriner dans une garde-robe, jouer avec ses excréments, manger un verre en styromousse, jeter de la nourriture par terre, se promener nu dans le corridor, tenter de se lever par le pied du lit ou par-dessus les ridelles, lire un livre en le tenant à l'envers, se peigner avec une brosse à dents, arracher son soluté ou sa sonde vésicale, etc.

- *Un changement d'attitude.* Par exemple, manifester de l'agressivité sans raison apparente, se fâcher pour un rien, etc.

- *Tout comportement de non-observance*[12]. Par exemple, le non-respect des restrictions d'activités après une crise cardiaque, ne pas suivre la diète prescrite, faire de grands efforts malgré un diagnostic d'anévrisme cérébral, le maintien d'une position défendue après une discoïdectomie, manger alors que la personne est à jeun, plier la jambe après une angiographie par voie fémorale ou une coronarographie, ne pas se soucier de la limite liquidienne permise, ne pas se conformer aux précautions d'isolement, ne pas suivre les consignes de sécurité en présence d'oxygène, etc.

## 2. Description des activités de soins

Elle porte sur les interventions posées par l'infirmière dans une situation problématique. Ces activités s'inscrivent dans le processus thérapeutique. Elles reflètent la mise en application du plan de soins ou du plan thérapeutique infirmier, ou montrent l'actualisation de la prescription médicale. On y retrouve donc des actions autonomes et dépendantes. Dans un contexte d'interdisciplinarité, elles concourent à l'atteinte d'un objectif commun.

## 3. Description de la réponse du client

C'est ce qui souligne les résultats observés à la suite des activités de soins, autrement dit les indices renseignant sur l'effet des actions appliquées[13]. Cela met en évidence la progression d'une situation. En définitive, cela dénote l'évaluation continue que l'infirmière assure et le suivi de l'évolution de la condition du client. Malheureusement, cet aspect est trop souvent absent des inscriptions au dossier. Une foule de renseignements peuvent se retrouver dans cette catégorie. Voici quelques exemples de sujets et de formulations :

**Effets de la médication PRN**

> *« Dit être partiellement soulagé 45 min après l'injection de morphine. »*

> *« Vomissements persistent une heure après avoir reçu antiémétique. »*

> *« P.A. 160/88 45 min après avoir reçu nifédipine. »*

**Compréhension de l'enseignement reçu**

(pour une cliente récemment opérée et qui recevra la visite d'une infirmière du CLSC) :

> *« Capable de décrire les signes d'infection de plaie opératoire. »*

(pour un client nouvellement diagnostiqué diabétique) :

> *« Malgré explications répétées, incapable de nommer les signes d'hypoglycémie. »*

(pour une cliente prenant des comprimés de warfarine)

> *« Capable d'expliquer les précautions à prendre pour éviter les saignements. »*

**Tolérance à une activité**

> *« Peut marcher sur une distance de 10 m sans être essoufflé. »*

> *« Aucune DRS lorsqu'il fait sa toilette au lavabo. »*

**Résultat d'une intervention infirmière autonome**

> *« Ne peut tolérer une position < à 45°, présente orthopnée. »*

> *« Rougeur à la hanche droite disparaît 30 min après le changement de position. »*

> *« Expectore des sécrétions épaisses et verdâtres après exercice de toux. »*

**Impact de l'application d'une ordonnance médicale**

> *« Extrémités supérieures moins cyanosées 15 min après l'administration d'$O_2$ à 2 l/min par lunette nasale. »*

> *« Cathétérisme vésical : 950 ml d'urine jaune clair. »*

## 4.2 Quelques sources d'inspiration pour trouver *quoi* écrire

Plusieurs moyens aident à sélectionner des informations pertinentes à consigner dans les notes d'évolution (encadré 4.1). Les principales sources à la disposition de l'infirmière sont :

### 1. Le rapport de relève

C'est une activité privilégiée pour transmettre rapidement un grand nombre de renseignements sur les clients. C'est un excellent moyen d'assurer une continuité de soins puisque les faits importants y sont communiqués. L'infirmière du service précédent vous a-t-elle informée d'un problème particulier pour un client donné ? Donnez-y suite.

---

**Encadré 4.1**
Sources d'inspiration pour trouver des sujets pertinents à décrire
dans les notes d'évolution de l'infirmière

---

Rapport de relève ;
Plan de soins infirmiers, plan thérapeutique infirmier et le plan d'intervention interdisciplinaire ;
Notes déjà inscrites ;
Soins spécifiques à l'état de santé du client ;
Signes cliniques anormaux ;
Diagnostic médical ;
Impressions personnelles.

---

### ANALYSE D'UNE SITUATION CLINIQUE

À la fin de son quart de travail de jour, une infirmière avise sa collègue de soir que monsieur Jacques, 48 ans, a eu des vomissements alimentaires à deux reprises. Il a déjeuné, mais n'a pas voulu dîner par peur de vomir de nouveau. En plus, il s'est plaint de douleur à l'hypocondre droit en après-midi. Malgré l'analgésique donné, le client n'a pas été soulagé.

En regardant dans le plan de soins généraux, l'infirmière apprend qu'elle doit faire un dosage des liquides ingérés et excrétés, et que monsieur Jacques peut manger seul et circuler à volonté.

**Quelles informations l'infirmière du service de soirée aurait-elle à consigner dans le dossier du client ?**

On devrait retrouver une note sur :

- l'alimentation : mange-t-il ou non ? Si oui, qu'a-t-il mangé ? A-t-il toléré son repas ? Puisque le client n'a pas dîné, cette information devient pertinente pour mettre en évidence les changements reliés à l'alimentation ;

- la présence ou non de vomissements, et de douleur à l'hypocondre : cela montre l'évolution de la situation et la continuité de surveillance des problèmes ;

- le degré de soulagement de la douleur : cela renseigne sur l'efficacité du traitement médicamenteux.

Il y aurait sans doute d'autres éléments qui vaudraient la peine d'être détaillés, mais le rapport de relève attire immédiatement l'attention sur ce qu'on devrait évaluer particulièrement.

2. **Le plan de soins infirmiers, le plan thérapeutique infirmier ou le plan d'intervention interdisciplinaire**

Ces instruments constituent un ensemble des activités orientées vers les besoins de santé du client. Évidemment, ils peuvent servir à trouver des sujets appropriés à inclure dans les notes. À leur tour, celles-ci contribueront à réviser l'approche adoptée par l'équipe de soins.

---

**ANALYSE D'UNE SITUATION CLINIQUE**

Madame Kevin, 88 ans, est en hébergement dans un centre de soins de longue durée. Elle présente de la difficulté à s'alimenter et à boire seule à cause d'une raideur marquée aux doigts des deux mains et d'un problème de déglutition. Elle est gauchère, et tousse souvent en mangeant. Au plan de soins, on peut lire que le résultat escompté est qu'elle soit capable de s'alimenter seule, sans tousser. Pour y arriver, les interventions prévues sont les suivantes :

- Placer les ustensiles adaptés à la portée de sa main gauche et lui demander de les utiliser ;

- Lui rappeler de manger lentement et de boire par petites gorgées.

**En se basant sur le plan de soins de madame Kevin, quels points feront l'objet de notes au dossier ?**

L'infirmière aura à noter si la cliente utilise les ustensiles adaptés, le temps qu'elle prend pour manger, si elle mange seule ou avec aide, si elle tousse lors du repas.

Voici une suggestion de formulation acceptable :

« *Utilise ses ustensiles, mais est incapable de maintenir sa main complètement fermée. Renverse son verre. Quand on la fait manger, elle ne tousse pas. Mange en 25 minutes.* »

## 3. Les notes déjà inscrites

Lors du rapport de relève, il est possible que des informations jugées moins importantes aient été omises. En lisant les notes du service précédent, on peut s'apercevoir qu'une donnée est utile pour mieux évaluer l'évolution d'une situation.

---

### ANALYSE D'UNE SITUATION CLINIQUE

Madame Laurent, 40 ans, a subi une hystérectomie par voie abdominale. Elle est revenue de la salle d'opération vers midi. Les premières heures postopératoires se déroulent sans complications. En soirée, la cliente est complètement réveillée et se plaint de légère douleur au site de l'incision. Pendant la nuit, elle accepte de se lever pour uriner sur la chaise d'aisance. On le mentionne au rapport de relève.

En consultant les notes du service de nuit, l'infirmière lit, entre autres, que la cliente a éprouvé des étourdissements lors du premier lever et qu'elle avait le faciès pâle.

**L'infirmière en service de jour aurait-elle à noter la condition de madame Laurent lors du lever ?**

**Oui.** Que la cliente se sente étourdie ou non, que son faciès soit bien coloré ou non lors d'un lever subséquent, il est bon de le signifier. C'est une excellente façon de montrer la continuité de surveillance.

---

## 4. Les soins spécifiques en relation avec l'état de santé du client

Des activités de soins sont prévues dans le but de satisfaire les besoins de santé du client. Parmi elles, certaines inspirent davantage à faire des annotations spécifiques.

---

### ANALYSE D'UNE SITUATION CLINIQUE

Monsieur Maurice, 62 ans, est en phase terminale d'un cancer du foie. Il est parmi les siens, dans sa maison. Des soins palliatifs de confort sont déployés pour lui procurer une fin de vie douce et paisible. Une infirmière vient le voir chaque jour. Elle s'informe de sa condition psychologique et vérifie l'état de sa peau puisqu'il reste au lit. Elle prépare les injections de morphine que l'épouse du client a accepté de lui administrer régulièrement. Il prend également un émollient fécal pour prévenir la constipation.

**Quelles informations en relation avec le traitement spécifique l'infirmière rapportera-t-elle dans le dossier de monsieur Maurice ?**

Il sera pertinent de noter les effets de la morphine et les caractéristiques de la respiration. L'évaluation de l'élimination intestinale fera également l'objet d'une note détaillée. Évidemment, des données sur la condition psychologique du client et l'état de sa peau mériteraient d'être mentionnées.

---

### 5. Les signes cliniques anormaux

Toute déviation dans l'état de santé du client doit être documentée[14]. Il faut noter toutes les manifestations cliniques anormales ; elles sont susceptibles d'aider le médecin à confirmer son diagnostic médical et à choisir un traitement. Faites appel à vos connaissances théoriques et posez-vous la question suivante : *Est-ce normal...*

- *qu'il y ait du sang dans l'urine ?*

- *que les selles soient noires ?*

- *que les expectorations soient de couleur rouille ?*

- *que les extrémités soient cyanosées ?*

- *que la fréquence respiratoire soit à 38 par minute ?*

- *que le client présente de la somnolence ?*

- *qu'une cliente ait une démarche chancelante ?*

- *qu'il y ait un écoulement purulent dans une plaie ?*

- *qu'on entende du wheezing ?*

- *qu'un client se plaigne de brûlure quand il urine ?*

- *que les pieds soient œdémateux ?*

- *que la personne ne ressente aucune sensation douloureuse à un membre ?*

- *qu'une cliente se plaigne de douleur sus-pubienne ?*

- *qu'on retrouve des ecchymoses sur le corps ?*

- *que le client ait un faciès pâle ?*

- *que les pupilles soient dilatées ?*

- *etc.*

Autant de questions qui mettraient l'infirmière en alerte. Quand elle fait de telles constatations, elle a raison de les rapporter dans ses notes. Par contre, **il est également approprié de mentionner le retour à des manifestations normales. On ne doit pas négliger de signifier la disparition des signes cliniques anormaux.** Encore une fois, c'est un indice de l'évolution d'un problème et d'une continuité de surveillance. On croit, à tort, qu'il n'est pas requis de documenter que tout est redevenu normal puisque le résultat visé est atteint. Or, c'est ce qui prouve, sans équivoque, que l'infirmière s'est assurée de réévaluer l'état du client. L'absence de telles données dans le dossier pourrait être interprétée comme de la négligence à vérifier les changements chez le client.

## 6. Le diagnostic médical

L'évaluation de la condition physique et mentale d'une personne symptomatique est une activité réservée à l'infirmière et à l'infirmier[15]. La connaissance des diagnostics médicaux oriente cette évaluation. Faisant partie de la formation initiale de l'infirmière, leur étude permet de mieux comprendre les situations que vivent les clients.

## ANALYSE D'UNE SITUATION CLINIQUE

Madame Noël, 28 ans, est à l'unité des naissances parce que le médecin soupçonne une menace d'avortement. Elle est enceinte de trois mois.

Monsieur Oscar, 56 ans, a été conduit à l'urgence pour un infarctus du myocarde.

**À partir des diagnostics médicaux respectifs, quelles manifestations l'infirmière devra-t-elle s'attendre à observer ?**

Pour madame Noël, on s'enquerra des douleurs pelviennes et lombaires, et des saignements vaginaux. On mesurera le plus objectivement possible leur importance. Les signes vitaux seront contrôlés régulièrement, et on sera attentif à l'apparition des signes de choc.

Pour monsieur Oscar, on évaluera la douleur rétrosternale et les endroits d'irradiation, l'effet des analgésiques administrés et les signes d'anxiété. Les signes vitaux seront notés également, et le tracé d'ECG sera étudié pour y déceler les arythmies et les interpréter.

Il y aurait d'autres points à observer, mais, au départ, l'infirmière est mise sur une piste d'éléments spécifiques d'évaluation, lesquels feront l'objet de notes pertinentes. Ses connaissances scientifiques dirigent son attention et l'aident à rechercher rapidement de l'information utile.

## 7. Ses impressions personnelles

Elles peuvent également guider l'infirmière dans sa quête d'observations pertinentes. **Il ne s'agit pas ici de noter ce qu'on pense d'une situation**[16]**, mais de se servir de ses impressions pour évaluer des points précis.** Par exemple, on peut soupçonner qu'un client éprouve de l'anxiété face à son retour prochain à domicile, mais il est incapable de l'exprimer. En étant mise en alerte par l'impression qu'elle a, l'infirmière peut détecter des signes qui confirment ou infirment sa supposition. Sa démarche de vérification l'aura aidée à obtenir des renseignements intéressants. De même, il est facile de conclure qu'un client a fait une chute si on le retrouve par terre dans sa chambre. Sans doute que la première question qu'on lui posera alors sera de lui demander s'il est tombé. La supposition que l'on fait constitue un moyen pour rechercher de l'information factuelle. **C'est donc le résultat de sa vérification que l'infirmière consignera au dossier, et**

**non son hypothèse**, cette dernière option laissant toujours planer une incertitude sur ce qui est observé[17]. C'est la raison pour laquelle des mots et des expressions comme *apparemment, a l'air* ou *semble* ne devraient jamais être utilisés[18-19].

---

### ANALYSE D'UNE SITUATION CLINIQUE

En entrant dans la chambre de madame Paul, 72 ans, l'infirmière l'a retrouvée couchée sur le ventre, sur le plancher à côté de son lit. Comme d'habitude, la cloche d'appel était à la portée de la cliente, et une ridelle était baissée. En aidant madame Paul à se recoucher, l'infirmière remarque une ecchymose sur le dessus de la main droite. Elle décrit l'évènement au dossier de la façon suivante :

*« Cliente a fait une chute, probablement parce qu'elle a voulu se lever seule. Retrouvée par terre sur le ventre, présence d'une ecchymose sur le dessus de la main droite (résultat de sa chute ?). »*

**Est-ce que ces notes prouvent indubitablement que la cliente a réellement fait une chute et que l'ecchymose en est une conséquence ?**

**Non.** À part l'ecchymose observée et la position de la cliente, les notes ne contiennent pas d'informations factuelles. L'infirmière ne devrait pas décrire ce qui est arrivé en relatant ses suppositions. Il faut d'abord se limiter à ce qui est constaté. Si des données supplémentaires étaient obtenues après vérification, c'est ce qu'il faudrait ajouter à la description de la situation.

Il aurait été préférable de libeller les notes ainsi :

*« Retrouvée par terre sur le ventre, à côté de son lit, alors qu'une ridelle était baissée. Dit qu'elle a voulu se lever seule pour ne pas déranger et qu'elle ne voulait pas utiliser sa cloche d'appel. Recouchée. Ecchymose de 3 cm de diamètre sur la main droite, alors qu'elle n'en avait pas avant. »*

---

Ces moyens simples permettent de recueillir de précieuses informations. L'infirmière doit sélectionner ces informations et les analyser pour ne retenir que celles qui illustrent clairement la situation globale du client par rapport à l'expérience qu'il vit. C'est l'attitude qu'elle devrait entretenir pour rédiger des notes qui soient descriptives. C'est sans conteste une excellente façon de démontrer la qualité du service infirmier rendu puisqu'il est ainsi plus facile de mettre en évidence la continuité de surveillance exercée.

## 4.3  Ce qu'il ne faut pas écrire

Nous avons vu l'importance de ne pas écrire n'importe quoi. S'il est inconcevable de lire des jugements de valeur dans les observations de l'infirmière[20], d'autres sujets ne devraient jamais s'y retrouver (encadré 4.2).

---

**Encadré 4.2**

Sujets à ne pas rapporter dans les notes d'évolution

---

Propos désobligeants envers le client et ses proches ;
Diagnostics médicaux ;
Remarques défensives ;
Blâmes envers les autres membres du personnel ;
Remarques impliquant un autre professionnel ;
Problèmes administratifs ;
Problèmes avec le matériel ;
Copie des ordonnances médicales.

---

Il faut s'abstenir d'étiqueter le client[21-22-23-24] ou d'utiliser des mots ou des expressions démontrant une perception négative ou une attitude condescendante. Des remarques comme *accapareur, paresseuse, très négatif, demandant, très exigeante* laissent une mauvaise impression de la personne. Même le mot *confus* peut supposer qu'on banalise son état psychologique. Il est préférable d'employer des formulations telles que *propos confus* ou *propos incohérents*, ou tout simplement de citer textuellement certaines paroles du client pour illustrer plus clairement son état de confusion.

---

### ANALYSE D'UNE SITUATION CLINIQUE

Monsieur Quin a 81 ans. Il est paraplégique et porteur d'une sonde vésicale à demeure. Il reçoit la visite de l'infirmière du CLSC parce que c'est le temps de changer le cathéter urinaire. Pendant qu'elle exécute la technique, le client lui tient des propos à caractères sexuels, ponctués de jurons. Il va même jusqu'à lui faire des propositions indécentes. Il est connu comme ayant un langage cru et grivois.

L'infirmière, choquée par les paroles et l'attitude de monsieur Quin, confie à une collègue qu'elle désire montrer qu'il a un comportement inacceptable et qu'elle sent le besoin de se défouler. Elle écrit donc les notes suivantes au dossier du client :

*« Jeune homme de 81 ans, vulgaire et mal éduqué, sans respect pour les femmes. Me fait des propositions indécentes, ne fait pas attention à son langage. »*

**En tenant compte du comportement de monsieur Quin, l'infirmière est-elle justifiée de rédiger ses notes de cette façon ?**

**Non.** Il n'est pas question ici d'être d'accord ou non avec la réaction de l'infirmière. Pour mettre en évidence ce qu'elle considère déplacé chez le client, elle ne doit retenir que les faits, sans porter de jugements ou émettre des commentaires désobligeants. Ce sont ses valeurs personnelles qui la guident dans le choix des mots qu'elle utilise pour décrire ses observations ; elle ne démontre donc pas d'objectivité. Et **c'est justement à l'objectivité qu'il faut s'en tenir**[25], c'est-à-dire faire abstraction de ses préférences pour ne se conformer qu'à la réalité.

Comment peut-elle arriver à illustrer le comportement de monsieur Quin sans tomber dans le piège des remarques discourtoises ? Tout simplement en citant intégralement ses paroles, sans exercer de censure. C'est l'habileté à développer pour que ce qui est écrit démontre une pleine objectivité. Les personnes qui liraient la note de cette infirmière arriveraient à la même conclusion et trouveraient sans doute que ce client est, somme toute, vulgaire et mal éduqué.

Les récents changements apportés à la *Loi sur les infirmières et infirmiers* ne nous autorisent pas à poser des diagnostics médicaux. Nous ne les étudions pas dans ce but. On ne doit donc pas en retrouver dans les notes au dossier, même quand le médecin a déjà confirmé le diagnostic justifiant l'hospitalisation. Pas besoin, donc, de donner la raison d'admission comme dans cette note : *« Admis pour pneumothorax. »* C'est au médecin que revient la responsabilité de prouver qu'il a raison d'admettre un client à l'hôpital, pas à l'infirmière. Au lieu d'écrire que le client *« semble avoir une infection aux yeux »* ou qu'il *« présente un état grippal »*, limitons-nous à décrire les signes et les symptômes observés. Cependant, la réaction de la personne à l'annonce de son diagnostic peut s'avérer d'un intérêt significatif et justifier d'être documentée.

## ANALYSE D'UNE SITUATION CLINIQUE

Madame Robert est en centre d'hébergement depuis cinq jours. Elle a 66 ans et a beaucoup de difficulté à marcher en raison de douleurs presque constantes aux hanches et aux jambes. Elle a une démarche en canard. C'est sans doute ce qui explique qu'elle est réticente à utiliser un déambulateur et qu'elle préfère prendre ses repas à sa chambre plutôt que de se rendre à la salle à manger. On peut lire dans son dossier la note suivante :

*« Patiente souffre de la maladie de Paget, ce qui occasionne de vives douleurs surtout aux membres inférieurs. »*

**Cette note prouve-t-elle que madame Robert ressent *actuellement* de la douleur aux jambes ?**

**Non.** Il ne va pas de soi que la cliente ressent *présentement* de la douleur à cause de son problème de santé. Théoriquement, la maladie de Paget entraîne cette manifestation, mais est-ce que la mention du diagnostic médical dans les notes d'évolution justifie, de façon certaine, la présence de douleur aux jambes ? Est-ce que cela démontre que l'infirmière a évalué si madame Robert éprouvait effectivement de la douleur *en ce moment* ?

Une note acceptable pourrait être reformulée ainsi :

*« 14:00 Se plaint de douleur lancinante à 6/10 à la jambe gauche, ↑ à la marche. Reçoit analgésique per os à 14:10. 15:15 Douleur ↓ à 2/10, mais ne veut pas marcher. »*

**Toute remarque défensive ou accusatrice est inacceptable**[26]. Le dossier n'est pas un lieu de débat, ni un endroit où on règle des comptes ou blâme les autres[27-28-29-30]. Les conflits entre pairs et les problèmes interpersonnels n'ont pas leur place dans une note professionnelle. On ne doit tolérer sous aucune considération des remarques comme celles-ci :

*« Manque de connaissance du personnel face aux habitudes de position du patient. »*

*« Les orteils du pied droit sont bleus et froids ; le personnel de nuit n'a apparemment pas surveillé la circulation du pied. »*

*« Transfusion prescrite non mise, reste au frigo. Semble-t-il demande trop de surveillance, laissée pour le service de soir. »*

Dans ce qu'on écrit, il est mal vu d'expliquer une situation par un surcroît de travail ou un manque de personnel[31]. Les problèmes administratifs n'ont pas à être soulignés dans les notes de l'infirmière[32] ; sur les plans légal et éthique, cela ne justifie pas que les soins soient de moindre qualité[33]. Cela n'aide pas à trouver des solutions. Il vaut mieux ne rien écrire et faire les démarches auprès des instances administratives concernées, ou remplir un rapport d'incident/accident selon les politiques du milieu[34]. On ne devrait jamais lire ceci :

*« Pans. au pied Ø fait, surcroît de travail. »*

*« Soluté infiltré, enlevé, non réinstallé par manque de temps. »*

Rien n'oblige l'infirmière à recopier les prescriptions médicales dans ses observations. Une feuille spéciale est à la disposition du médecin pour qu'il y inscrive ses ordonnances. Il est donc inutile de mentionner les changements de médication ou autres comme dans les notes suivantes :

*« Changement de R du Dr Sylvain : digoxine 0,0625 mg q. 3 jours au lieu de die. »*

*« Dr Timothée prescrit antifongique au pubis et aux aines. »*

*« Dre Ulric demande prise de sang stat. soit FSC et coagulogramme. Nouvelle R pour la plaie au dos. »*

Comme nous l'avons vu précédemment, ce sont les faits qui méritent d'être détaillés, et non les suppositions. Ces dernières incitent l'infirmière à évaluer plus à fond une situation. Ce qui peut être vraisemblable requiert une vérification directe. Elle écrira donc ce qu'elle a constaté, et non ses présomptions. Il est inadmissible de lire ceci :

*« Soluté arraché par sa fille, je crois. »*

*« Apparemment, le patient a rampé du lit à la toilette. »*

*« Ressent des " bibites " dans les jambes, ce qui explique sans doute le besoin de bouger constamment. »*

Les tensions que les professionnels de la santé vivent avec l'entourage du client font parfois naître des craintes de représailles comme des plaintes ou des poursuites. On peut être tenté de rapporter au dossier les discussions avec des membres de la famille ou leurs demandes. Il ne faudrait toutefois pas répandre cette pratique. Même si des modèles conceptuels en soins infirmiers préconisent la considération et l'implication des personnes significatives pour le client, le dossier doit refléter l'état de santé de ce dernier. Si les relations entre le personnel infirmier et l'entourage du client sont tendues et que la menace de problèmes est réelle, il s'avère convenable d'en prendre note sur une feuille à part et de la joindre au dossier ou de la garder dans un endroit sûr.

Comme vous pouvez le constater, la rédaction des notes d'évolution au dossier représente une grande responsabilité professionnelle. La meilleure attitude à adopter pour s'acquitter de cette tâche, le plus facilement possible, est de se limiter à consigner les données objectives et subjectives. Les faits parlent d'eux-mêmes.

## POINTS IMPORTANTS À RETENIR

- Les notes d'évolution de l'infirmière doivent renseigner sur le client avant tout.

- L'acronyme PIR ou DIR peut aider à structurer des notes d'évolution complètes : description d'une situation problématique ou de données anormales, description des interventions prodiguées, description des résultats constatés.

- Pour trouver *quoi* écrire, l'infirmière peut s'inspirer du rapport de relève, du diagnostic médical, des notes déjà inscrites dans le dossier, du plan de soins, du plan thérapeutique infirmier ou du plan d'intervention interdisciplinaire, des signes cliniques anormaux, des soins spécifiques de l'état du client et de ses impressions personnelles.

- On ne devrait jamais écrire de jugements de valeur, de remarques désobligeantes ou apposer une étiquette au client.

- Le dossier du client n'est pas un lieu de débat. Les conflits entre pairs ou professionnels ne doivent pas se retrouver dans ce que l'infirmière écrit.

- Les problèmes administratifs n'ont pas à être détaillés dans les notes de l'infirmière, pas plus que les diagnostics médicaux.

- Il est inutile de répéter les prescriptions médicales dans les notes d'évolution.

# Notes et références

1.  OIIQ. *Perspectives de l'exercice de la profession d'infirmière*, 2004, p. 18.

2.  L'acronyme DIR correspond à la méthode FOCUS décrite au chapitre VI.

3.  WOOD, Christopher. « The Importance of Good Record-Keeping for Nurses », *Nursing Times*, vol. 99, n° 2, January 2003, p. 26.

4.  <http://www.nbnu-siinb.nb.ca/charting-ang.pdf> (28 juin 2005).

5.  <http://www.corexcel.com/html/body.documentation.title.ceus.htm> (7 mars 2006).

6.  ASSOCIATION DES INFIRMIÈRES ET INFIRMIERS DU NOUVEAU-BRUNSWICK. *Tenue de dossiers : normes à l'intention des infirmières immatriculées*, 2002, p. 7-8.

7.  <http://www.nurseweek.com/ce/ce20a.html> (15 octobre 2004).

8.  SULLIVAN, Gayle H. « Does Your Charting Measure Up ? », *RN*, vol. 67, n° 3, March 2004, p. 61.

9.  <http://www.calnurse.org/can/cal/junjul99/9cnjj99.html> (22 janvier 2006).

10. *Ibid.*

11. <http://www.nbnu-siinb.nb.ca/charting-ang.pdf> (28 juin 2005).

12. KROLL, Maureen. « What Were You Thinking ? Charting Rules to Keep You Legally Safe », *Journal of Gerontological Nursing*, vol. 29, n° 3, March 2003, p. 16.

13. <http://www.csgna.com/documentation.htm> (7 mars 2006).

14. <http://www.corexcel.com/html/body.documentation.title.ceus.htm> (7 mars 2006).

15. Cela fait partie des 14 activités réservées à l'infirmière et à l'infirmier selon la *Loi sur les infirmières et infirmiers*.

16. <http://www.nurseweek.com/ce/ce670a.asp> (6 octobre 2004).

17. <http://www.corexcel.com/html/body.documentation.title.ceus.htm> (7 mars 2006).

18. <http://www.nurseweek.com/ce/ce20a.html> (15 octobre 2004).

19. WOOD, Christopher. *Loc. cit.*, p. 27.

20. <http://www.nbnu-siinb.nb.ca/charting-ang.pdf> (28 juin 2005).

21. RAYMOND, Lisa. « Documenting for PROs », *Nursing*, vol. 32, n° 3, March 2002, p. 53.

22. KROLL, Maureen. *Loc. cit.*, p. 16.

23. <http://www.wwnurse.com/articles/legal-charting-questions.shtml> (28 juin 2005).

24. <http://www.nurseweek.com/ce/ce670a.asp> (6 octobre 2004).

25. SULLIVAN, Gayle. *Loc. cit.*, p. 61.

26. POTTER, Patricia A. et Anne G. PERRY. *Soins infirmiers*, Laval, Groupe Beauchemin éditeur, 2005, p. 379.

27. KROLL, Maureen. *Loc. cit.*, p. 16.

28. <http://www.wwnurse.com/articles/legal-charting-questions.shtml> (28 juin 2005).

29. <http://www.nurseweek.com/ce/ce670a.asp> (6 octobre 2004).

30. <http://www.corexcel.com/html/body.documentation.title.ceus.htm> (7 mars 2006).

31. SQUIRES, Allison. « Documenting Short-Staffing : A Delicate Balance », *Nursing*, vol. 34, n° 9, September 2004, p. 24.

32. <http://www.nurseweek.com/ce/ce20a.html> (15 octobre 2004).

33. BROUS, Edith Ann. « 7 Tips on Avoiding Malpractice Claims », *Nursing*, vol. 34, n° 6, June 2004, p. 17.

34. SQUIRES, Allison. *Loc. cit.*, p. 24.

# CHAPITRE V

# PRINCIPES DE RÉDACTION DES NOTES D'ÉVOLUTION

## But de l'étude de ce chapitre

Respecter les principes de base guidant la rédaction des notes au dossier.

## Objectifs généraux

- Connaître les principes à respecter quand on écrit des notes d'évolution ;
- Appliquer les règles qui confèrent de la crédibilité sur les plans clinique et légal à la documentation au dossier.

## Objectifs spécifiques

Après avoir complété l'étude de ce chapitre, vous devriez être capable :

- d'identifier correctement un bloc d'observations quant à la date et à l'heure ;
- de rapporter les paroles du client sans que cela prête à interprétation ;
- de corriger de façon acceptable tous les types d'erreur dans un dossier : erreur d'inscription, de dossier, d'identification de feuille ;
- de préciser les moments où l'on doit écrire des notes ;
- de signer correctement un bloc d'observations ;
- d'utiliser judicieusement la *note tardive*.

## 5.1 Principes généraux

Les principes suivants se veulent avant tout un moyen pour arriver à rédiger des notes d'évolution qui reflètent le plus fidèlement possible l'état général du client, tout en leur conférant une plus grande crédibilité. L'infirmière impliquée dans un litige s'assure ainsi d'une meilleure protection. Les efforts déployés pour les respecter devraient contribuer à demeurer impartial dans ce qu'on rapporte. Ils aident donc à garder une disposition mentale de neutralité. Une bonne documentation donne une image objective de la situation du client[1] ; ce que vous écrivez en constitue son portrait[2] (encadré 5.1).

---

**Encadré 5.1**
Grand principe général

---

Les notes doivent être écrites de façon à ce que la personne qui les lit, étant extérieure à la situation, en ait une perception claire et objective sans en avoir été le témoin direct.

---

Les lecteurs devraient donc être capables de *voir*, de *visualiser* le client à travers vos mots, de façon à pouvoir reconstituer précisément sa situation clinique[3] dans une période de temps spécifique. Ne tenez jamais pour acquis que ce qui est clair dans votre esprit l'est forcément pour les personnes qui vous lisent[4].

Peu importe la méthode employée pour rédiger les notes au dossier, il devrait toujours être possible de **situer les évènements dans le temps,** même pour les paramètres mesurables qui démontrent une surveillance assidue comme les signes vitaux, l'oxymétrie pulsée et la glycémie capillaire, entre autres, et qui sont habituellement inscrits sur des feuilles spécifiques.

**Tout ce qui est interprétable est à éviter** pour qu'il n'y ait aucune confusion. Les lecteurs doivent avoir une compréhension univoque de ce qui est détaillé. N'oubliez pas que l'objectivité est cruciale[5]. La signification de certains mots varie d'une infirmière à une autre, et est tributaire de leur formation, mais surtout de leurs expériences professionnelles. L'expression *petite plaie* n'a pas la même connotation pour l'élève infirmière qui voit une escarre à la malléole externe pour la première fois, que pour l'infirmière expérimentée. De même, un client *très agité* l'est sans doute beaucoup moins pour celle habituée à soigner des personnes polytraumatisées avec atteinte cérébrale que pour l'infirmière débutante.

**Aucun doute ne doit planer sur les intentions de la personne qui écrit.** Dans les notes évolutives, c'est l'objectivité qui doit constamment être sous-jacente aux descriptions détaillées. Ce qu'on y voit, pas seulement ce qu'on y lit, ne doit aucunement suggérer un dessein délibéré de conduite rédactionnelle trompeuse.

**Aucune information sur le client ne doit disparaître du dossier**, sous quelque forme que ce soit. Le dossier médical étant un document légalement constitué, il est inacceptable d'en altérer le contenu. C'est d'ailleurs une obligation déontologique[6]. Les erreurs doivent être corrigées adéquatement.

**Toute redondance est à éviter**[7] ; c'est une perte de temps. Des répétitions inutiles alourdissent la tâche d'écriture sans fournir plus d'informations pertinentes.

Un principe bien reconnu en matière de preuve civile veut que **la personne qui signe un document en est liée par son contenu**[8]. L'auteur de la signature exprime ainsi qu'il a consenti aux affirmations qui y sont énoncées et endosse ce qui est écrit.

## 5.2    Règles à suivre

Les règles suivantes constituent les pratiques que l'infirmière doit adopter et développer quand vient le temps de rédiger ses écrits au dossier. Elles correspondent au « comment » des notes d'évolution, en ce sens qu'elles traduisent concrètement l'application des principes élaborés précédemment. Pour faciliter la compréhension de ces règles, nous reprendrons chacun des principes généraux et expliquerons les procédures à suivre.

*Principe 1 – Situer les évènements dans le temps*

**Le moment où l'observation est faite doit être inscrit rigoureusement**[9-10-11].

La date complète doit être indiquée pour chaque service. Elle sert de point de repère visuel entre les quarts de travail, surtout dans les établissements où on utilise la même couleur pour l'inscription des notes[12]. Selon l'Office de la langue française, la présentation entièrement numérique de la date doit être constituée de la façon suivante : quatre chiffres représentant l'année ; deux, le mois, et deux, le quantième[13]. Si on utilise des séparateurs, on doit mettre un trait d'union, un espace insécable entre chaque partie ou ne laisser aucun espace. Par exemple, le 1$^{er}$ juin 2006 peut s'écrire de trois manières : 2006-06-01, 2006 06 01, ou 20060601. Jusqu'à récemment, il était admis de n'utiliser que deux chiffres pour désigner l'année. À cause du changement de millésime, une telle notation pouvait être ambiguë ; il est préférable d'éviter cette façon de noter l'année et de toujours écrire les quatre chiffres[14].

L'heure doit être indiquée selon la période de 24 heures[15], en se rappelant que seuls les deux-points ( : ) sont admis comme séparateurs[16]. De même, les abréviations *a.m.* et *p.m.* ne sont pas nécessaires. On écrit donc 15:45 pour 3 heures 45 minutes de l'après-midi (et non 3h45 p.m.) ; 23:20 pour 11 heures 20 minutes du soir (et non 11h20 p.m.) ; 00:30 pour minuit 30 minutes. Par exemple, *« 2006-06-01 08:25 »* signifie le *1$^{er}$ juin 2006 à 8 heures 25 minutes de l'avant-midi.*

Dans certains milieux, le service de nuit commence à 23 heures 30. Dans ce cas, il est possible que l'on soit obligé d'inscrire deux dates si des évènements se sont produits entre 23 heures 30 et minuit, et après minuit. C'est la date du calendrier qui doit être respectée.

Minuit est l'heure zéro. On représente minuit soit par **0 h** (ou par 00 suivis d'autres zéros, dans une représentation numérique) pour indiquer le début d'un jour, soit par **24 h** (ou par 24 suivi de zéros, dans une représentation numérique) pour indiquer la fin d'un jour[17].

**Rappelez-vous que la date et l'heure sont deux renseignements très importants.** En cas de problèmes litigieux, ces détails peuvent avoir un impact majeur pour reconstituer les faits et les situer dans le temps, et démontrer le souci de s'occuper promptement et de façon appropriée d'une situation clinique précaire[18].

**Les notes s'écrivent au temps présent**, jamais au futur.

Par exemple :

> *« Se plaint de brûlure à la miction. »*

> *« Dit se sentir anxieux face à son opération. »*

> *« Cyanose et froideur des orteils droits. »*

> *« Dit qu'il n'a pas d'appétit depuis qu'il prend son nouveau médicament (lévodopa). »*

De telles formulations démontrent **l'état actuel** du client, au moment où l'infirmière recueille l'information et fait l'observation. Parce que les notes sont un compte rendu descriptif des faits, on ne peut écrire en utilisant le futur. Un fait se situe dans le présent ou le passé. Il vaut donc mieux s'en tenir à détailler ce qui existe dans le moment présent. Une note comme celle qui suit est inacceptable : « *Sera vu par le médecin lors de sa visite.* » Nous n'avons aucune assurance que cela arrivera. Par contre, si après avoir contacté un médecin, celui-ci avise l'infirmière qu'il passera dans une heure, il est préférable de le noter de la façon suivante, avec l'heure de l'appel : « *11:40 Dr Victor avisé du taux de potassium sanguin à 3.1 mEq/L. Dit qu'il passera voir le client dans une heure.* » Même si un verbe est conjugué au futur, cette formulation reflète un fait présent ; on ne peut être certain de la visite prochaine du médecin, mais cela prouve l'intention qu'il a exprimée verbalement.

Pour s'assurer d'une description chronologique des évènements, **les notes sont rédigées au fur et à mesure**[19-20-21-22], dès qu'un évènement significatif se produit[23] ; plus grande en sera la crédibilité[24] si la constatation au dossier est la plus rapprochée possible de la situation à documenter. C'est encore la meilleure façon de demeurer le plus objectif possible. Il est préférable de ne pas attendre à la fin du service pour compléter les notes ; on risque d'oublier des éléments importants. Il est bon de se servir d'un calepin dans lequel on consignera des observations sous forme abrégée. Quand viendra le temps de s'adonner à l'écriture des notes définitives, cet aide-mémoire sera très utile.

Il arrive qu'on oublie de rapporter une observation en suivant la séquence de déroulement des faits. On l'écrit tout simplement sur la prochaine ligne disponible. Évidemment, la chronologie ne sera pas respectée, mais comme cela se passe pendant le même quart de travail, ce peut être acceptable. Il est également possible qu'une infirmière ne puisse terminer ses notes avant la fin de son service si elle ne peut accéder au dossier parce qu'il n'est pas dans l'unité. Elle peut le compléter à l'endroit où il se trouve avant de quitter, même si cela retarde son départ. Cela est préférable plutôt que de recourir à l'inscription d'une *note tardive*. Idéalement, cette pratique ne devrait jamais être nécessaire[25]. S'il est permis de rajouter des notes[26], même quelques jours plus tard quand on juge un renseignement pertinent, on procède de la manière suivante[27-28-29-30-31-32] :

- On inscrit la date et l'heure de l'ajout de la note, et non celles où l'observation a été faite ;

- On mentionne que c'est une *note tardive*, et on donne la raison du retard (absence du dossier de l'unité, état d'urgence pour un autre client) ;

- On précise la date et l'heure de l'observation réelle, et on décrit celle-ci telle qu'on aurait dû le faire au bon moment ;

- On complète la note tardive en signant.

Par exemple :

*« 2006-06-02     08:10     Note tardive pour le 2006-06-01 à 15:45 alors que le dossier était au service de physiothérapie. Retrouvé par terre dans la salle de bain. Dit qu'il n'est pas tombé, mais qu'il s'est laissé glisser. N'avait aucune blessure apparente. V. Victor inf. »*

Tout en étant acceptable, cette pratique peut être contestable en cas de poursuite judiciaire (tableau 5.1). La fidélité d'une note inscrite tardivement peut être mise en doute. Entre le moment où l'évènement s'est produit et celui où la note est écrite, il se peut qu'il y ait eu des changements significatifs dans l'état du client. La personne ne serait probablement plus dans une totale disposition mentale d'objectivité. Il est plutôt exceptionnel de recourir à une telle pratique. On peut éviter des désagréments en s'appliquant à terminer les notes avant de quitter le lieu de travail. À moins que le milieu ait précisé un délai acceptable pour rédiger une note tardive, il faut toujours arriver à le faire le plus près possible de la situation à documenter.

**Tableau 5.1**
Situations où il est préférable de ne pas rédiger une note tardive

| Situations | Explications |
|---|---|
| Si un préjudice est arrivé au client, et qu'on désire clarifier ce qui a précédé la situation fâcheuse. | Cela démontrerait une attitude défensive. |
| Sur une feuille de dossier recopiée. | Cela constitue un ajout douteux et laisse suspecter une intention *d'embellir* les faits. |
| Si la crédibilité de l'infirmière est déjà mise en doute. | Il est difficile de se rappeler exactement ce qui s'est passé plusieurs jours ou plusieurs semaines après une situation litigieuse. C'est plutôt vu comme une autre attitude défensive. |

Inspiré du site <http://www.medrisk.com/prevques.asp> (7 mars 2006).

Il n'est pas recommandé d'écrire les notes d'avance[33-34-35], même pour enregistrer un médicament que l'on va administrer dans les prochaines minutes. Rien n'assure que ce qui vient d'être noté sera fait ou observé comme il a été préalablement inscrit. Cette pratique ne fait pas économiser du temps. Dans l'éventualité où ce qui est déjà noté ne correspond pas à ce qui a été réellement observé ou fait, il faudra modifier la note. Et que dire dans le cas où une urgence se produit et que le soin noté n'est pas dispensé ? Encore une fois, c'est toute la crédibilité professionnelle de l'infirmière qui a signé la note qui sera mise en doute.

*Principe 2 – Il faut éviter tout ce qui peut conduire à des erreurs d'interprétation*

**Quand les propos du client sont considérés pertinents, il vaut mieux les citer textuellement.** On utilisera alors les deux-points ( : ) et les guillemets ( " " )[36]. Par exemple :

> *« Dit : "J'ai peur de devenir folle, ne me laissez pas seule." »*

**L'utilisation de la paraphrase**, c'est-à-dire reprendre les propos du client dans nos propres mots, **est acceptable**. Cependant, cela ne doit pas amener des difficultés ou traduire des observations qui ne sont pas vraies. Pour reprendre l'exemple précédent, on ne pourrait pas formuler la note de cette façon :

> *« A peur de devenir folle. »*

**Les termes vagues ne doivent pas être utilisés** dans le libellé d'une note[37] ; ils ne sont ni clairs ni descriptifs (encadré 5.2). Que veulent dire les expressions suivantes ?

| | |
|---|---|
| *« Miction normale »* : | 200, 300 ou 400 ml d'urine jaune clair ? |
| *« Bon comportement »* : | Est-ce le fait de se conformer aux règlements ? D'agir selon un schéma défini ? |
| *« Selle abondante »* : | Au-delà de quelle quantité peut-on affirmer que c'est abondant ? |
| *« Circule peu »* : | Quelle distance doit être parcourue pour dire que c'est *peu, suffisant, beaucoup* ? |
| *« Très agité »* : | Que fait le client pour qu'on dise de lui qu'il est *très* agité ? Qu'est-ce qui justifie cet adverbe indiquant l'intensité absolue ? |

---

**Encadré 5.2**

Exemples de mots à éviter dans la formulation des notes d'évolution[38]

| | |
|---|---|
| Abondant ; | Grand ; |
| Adéquat ; | Gros ; |
| Apparemment ; | Moyen ; |
| Beaucoup ; | Normal ; |
| Bien ; | Petit ; |
| Bon ; | Peu ; |
| Confus ; | Suffisant ; |
| Déprimé ; | Très. |

---

Nous verrons au fur et à mesure comment traduire ce type d'expressions en termes observables, dans les situations où il est pertinent de le noter.

Qu'on ait une écriture script ou cursive, il est plus attirant de lire des **notes disposées clairement**. Pour cela, il est recommandé de commencer le premier mot d'une phrase par une lettre majuscule et de séparer les sujets n'ayant aucun lien entre eux, soit en changeant de ligne, soit en utilisant judicieusement la ponctuation.

**Les formulations stéréotypées sont à bannir**[39-40]. Elles sont vides de sens, en plus d'être interprétables, et ne sont pas clairement informatives, n'étant pas personnalisées à chaque client. On lit trop souvent des notes comme celles-ci :

*« S'alimente bien »* :     Cette expression est fréquemment employée pour montrer que le client a mangé tout son repas. Il peut n'en avoir pris que la moitié et avoir mangé suffisamment.

*« Circule à volonté »* :     Si le client n'a aucune restriction de mobilité, il est libre de se déplacer selon ses besoins.

*« Aucune plainte formulée*[41-42] *»* :     Qu'est-ce que cela veut dire exactement ? Que le client ne se plaint d'aucune douleur ou malaise, ou bien qu'il n'a pas de remarques négatives à faire concernant son hospitalisation ?

*« Visiteurs au chevet*[43] *»* :     Ce n'est pas ce qui témoigne de la considération que l'infirmière a de la dimension psychosociale du client. La réaction de celui-ci par rapport à son entourage en serait beaucoup plus éloquente, à condition que ce soit pertinent.

*« Repose au lit »* :     En est-on totalement certain ? Ce n'est pas parce que le client est couché qu'il repose. Il peut tout aussi bien avoir de grandes préoccupations, tout en reposant en apparence.

*« Installation confortable »* :     Place-t-on le client dans une mauvaise position à dessein ? Lui seul pourrait dire s'il est confortable.

*« Bonne nuit »* :     Pour le client ou pour l'infirmière ? Celui qui, tout en ayant peu dormi, dit qu'il se sent mieux que la veille a probablement passé une bonne nuit lui aussi.

*« Cloche d'appel à sa portée*[44] *»* :     N'est-ce pas une attention à laquelle tout client a droit ? Pourquoi le noter alors ? Par

contre, pour celui qui est à risque réel de chute, cela devient pertinent puisque cela démontre qu'une mesure de sécurité est prise pour éviter un fâcheux accident.

Ces formules toutes faites peuvent s'appliquer à plusieurs clients ; on ne peut donc pas visualiser mentalement monsieur X ou madame Y. Ne sont-elles pas utilisées comme solution de dépannage quand on ne sait pas quoi écrire ?

De même, les +++ ont une signification relative qui diffère d'une infirmière à l'autre. **Leur utilisation est à proscrire.** Cependant, ils seraient acceptables dans le cas où on les définit. Par exemple, pour déterminer le degré de souillure d'un pansement, on pourrait se référer à une légende qui expliquerait ce que signifie +, ++, +++ ou ++++. Pour quantifier l'importance de l'œdème à godet, on en mesure la profondeur en millimètres. Ainsi, un godet de deux millimètres correspond à + ; quatre millimètres, à ++ ; six millimètres, à +++ ; et huit millimètres, à ++++[45]. En employant une mesure d'évaluation commune, il n'y a pas d'interprétation possible. Outre ces exceptions, les +++ sont à bannir.

Plusieurs auteurs s'entendent pour dire que **les expressions *semble être*, *paraît être* ou *a l'air* sont à éviter**[46-47-48-49-50]. En effet, elles laissent suspecter un doute. Quand l'infirmière remarque qu'un client a l'air anxieux ou qu'il semble préoccupé, elle s'appuie sur des signes objectifs ou subjectifs. Elle peut donc confirmer sa supposition en poussant son évaluation plus à fond. Si minces soient-ils, ce sont ces indices qu'elle devrait consigner, et non ce qu'elle présume. Par contre, il est parfois difficile d'affirmer avec assurance que quelqu'un est réellement endormi. Un client peut être calme dans son lit, ne pas bouger, avoir une fréquence respiratoire diminuée, garder les yeux fermés et ne pas dormir. C'est pourquoi il est acceptable d'écrire « *semble dormir* ». Au réveil, on peut en avoir la confirmation en le demandant au client.

Il n'est pas nécessaire d'employer les mots *patient, client, bénéficiaire, usager* ou *résident* ; il est évident que c'est de lui dont il est question puisque c'est son dossier.

*Principe 3 – Aucun doute ne doit planer sur les intentions de la personne qui écrit*

**Il est inacceptable d'écrire de l'information sur le client entre les lignes**[51] **ou dans les marges**[52]. Il est alors facile de conclure que c'est un rajout. Une bonne intention peut être mal perçue. Si on manque d'espace, il est plus simple de continuer sur la prochaine ligne disponible ou de prendre une nouvelle feuille.

**On ne laisse pas de lignes libres pour qu'une compagne écrive ses notes** dans le dossier d'un client sous nos soins[53-54]. Si elle avait besoin de plus d'espace, son écriture en serait modifiée, voire difficile à lire, ou être encline à continuer ses descriptions dans la marge. Cette pratique n'est pas recommandée. Dans un même ordre d'idées, on tracera un trait dans tout espace vide[55], un peu comme sur un chèque, s'il reste quelques lignes inutilisées dans le bas d'une page ou si on a omis de se servir d'une page complète. Cela évitera que quelqu'un d'autre ajoute des informations subséquentes[56]. Cependant, à cause de cette habitude, il est courant de voir des lignes tirées dans le moindre petit espace et un peu à la volée. En plus de rendre une feuille malpropre, cela ne donne pas envie de lire ce qui est écrit.

*Principe 4 – On ne doit jamais faire disparaître d'information sous quelque forme que ce soit*

**Les notes déjà écrites ne doivent être altérées sous aucune considération**[57-58-59-60] ; c'est même une obligation déontologique[61]. **On ne corrige pas les fautes d'orthographe. On écrit toujours à l'encre indélébile**[62-63], **bleue ou noire**[64], **et l'usage de stylo à pointe feutre n'est pas recommandé**[65-66]. Le dossier étant un document légal, **il n'est pas permis d'utiliser un crayon à mine de plomb** puisqu'on ne doit pas pouvoir effacer des parties du contenu[67]. Si on remarque qu'une note a été effacée, cela peut laisser supposer que l'infirmière a quelque chose à cacher[68].

**L'utilisation de liquide correcteur est formellement interdite**[69-70-71-72], et ce, pour toutes les feuilles du dossier. **On ne doit jamais effacer**[73-74] **ou faire des ratures**[75-76].

Si l'on doit recopier des notes, peu importe la raison (café répandu, feuille déchirée), on le spécifie de la façon suivante, et on en donne la justification[77] :

*« Notes recopiées de l'original en date ... feuille déchirée. »*

On garde toujours la copie et la feuille d'origine ensemble au dossier[78]. Des sections de feuille ne doivent être coupées sous aucun prétexte. Aucune raison ne justifie la disparition d'une partie du dossier. En cas de poursuite légale, cela provoque un grave problème.

**Les erreurs doivent être corrigées de manière acceptable.** On doit le faire dès qu'on les constate. La procédure à respecter est la suivante[79-80-81-82] :

- On tire un trait sur l'erreur, ou on la place entre parenthèses ; on peut également faire les deux. Il est important de toujours être en mesure de lire ce qui est écrit[83] ;

- On spécifie le type d'erreur avec les expressions *fausse note* ou *erreur de dossier*, écrites au-dessus ou à côté, en lettres détachées pour que ce soit plus clair. Il vaut mieux ne pas utiliser le mot *erreur* pour identifier une inscription erronée, puisque cela pourrait être source d'ambiguïté. En effet, il serait facile de conclure qu'il y a eu une erreur d'acte, plutôt qu'une erreur de note[84-85] ;

- On ajoute nos initiales et la date de la correction.

Par exemple :

*Fausse note /LR 2006-06-01*

a) *« 10:30   Pansement humide refait ~~au genou gauche~~ au coude droit. »*

b) *« 09:30   Aucune miction depuis hier soir à 21 heures 30. Globe vésical. Dit qu'elle sera capable d'uriner elle-même, refuse cathétérisme.*

   *Boit 200 ml d'eau.*

   *10:15   Levée sur chaise d'aisance. Miction de 450 ml, urine jaune clair. »*

*Erreur de dossier /LR 2006-06-01*

Si l'on s'aperçoit qu'une erreur d'identification de feuille a été commise, et qu'on est absolument certain que le contenu concerne le bon client, et qu'elle est insérée dans le bon dossier, on la rectifie ainsi :

- On met la mauvaise identification entre parenthèses ;

- On précise le type d'erreur en employant l'expression *erreur d'identification*, écrite en lettres détachées, au-dessus ou à côté ;

- On appose la date de la correction et nos initiales ;

- Avec la bonne carte adressographe, on identifie correctement un papier autocollant blanc que l'on place à côté de l'erreur, et non par-dessus.

Même s'il est possible de corriger une erreur de façon acceptable, ce n'est pas une raison pour être inattentif lorsqu'on écrit. Une page pleine de corrections n'en incite pas la lecture et est malpropre. Malgré la qualité de leur contenu, trop d'observations corrigées pourraient perdre leur crédibilité[86].

### *Principe 5 – Il faut éviter les répétitions inutiles*

**Ce qui est enregistré ailleurs dans le dossier n'a pas besoin d'être répété dans les notes d'évolution**[87]. La redondance constitue une perte de temps pour l'infirmière[88]. Le renvoi aux feuilles spéciales ne nous apprend rien sur le client. Une infirmière n'ira pas lire les notes de ses collègues si elle veut connaître les valeurs des derniers signes vitaux ou savoir si le médecin a fait de nouvelles prescriptions. Elle consultera directement les feuilles spécifiques. Le seul fait d'enregistrer les signes vitaux, les dosages ou d'autres paramètres au bon endroit prouve bien que cela a été fait. Les expressions *Signes vitaux sur feuille spéciale, Dosage I & E sur f. sp., Voir nouvelle R*, etc., ne sont donc pas nécessaires.

### *Principe 6 – La personne qui signe un document est liée par son contenu*

**Les notes doivent être complétées par la personne qui pose l'acte et qui fait l'observation**[89], puisque c'est elle qui a une connaissance personnelle des faits rapportés[90]. Ce n'est pas un service à rendre que d'inscrire des renseignements à la place d'une collègue. Il pourrait y avoir de la distorsion ou des omissions. Il est de la responsabilité de l'infirmière qui a effectué une intervention ou qui a été témoin d'un évènement de le documenter au dossier. **On n'écrit donc pas de notes pour quelqu'un d'autre**[91].

Cependant, la réalité du travail en milieu hospitalier peut en inciter à enregistrer des soins prodigués par une compagne. Si cela se fait, il est recommandé d'identifier la personne qui a posé l'acte[92]. À défaut de ne pouvoir obtenir sa signature, on indique son nom et son titre professionnel. Par exemple :

*« 10:30 Sonde Foley N° 14 installée par Anne Wilfrid inf. »*

Il faut savoir que l'infirmière qui signe un bloc d'observations est responsable de ce qui est écrit et est liée par son contenu[93]. Apposer sa signature revient à dire qu'on est en mesure de témoigner de ce qui est noté et qu'on en endosse les affirmations[94].

Lors des manœuvres de réanimation, une infirmière de l'équipe est attitrée à la rédaction des notes. Elle précise qui fait quoi par rapport à chaque acte posé. Elle n'intervient pas directement, mais elle peut donc témoigner des évènements[95]. Tous les intervenants devraient contresigner les points qui les concernent.

Quand l'infirmière est informée d'un problème reconnu pertinent, mais qu'elle ne l'a pas constaté elle-même, elle se doit d'**identifier la source de renseignements** quand ce n'est pas le client ou que c'est une collègue de travail[96]. Dans ce dernier cas, celle qui a dicté ou rapporté l'information devrait relire ce qui est consigné, en vérifier la justesse et contresigner[97]. Cependant, **cette pratique comporte des risques et n'est vraiment pas encouragée.** L'infirmière qui écrit devrait redire le contenu à celle qui le dicte pour s'assurer de l'exactitude de l'information. Voici deux exemples pour illustrer ces explications :

a) *« Aurait fait une chute dans la salle de bain vers 20 heures 15, et se serait frappé la tête contre la barre d'appui. Incident rapporté par son fils Xavier. Éraflure de 4 cm au front, nettoyée avec solution de NaCl. Dit qu'il ne souvient pas d'être tombé. »*

b) *« 16:15 Appel de Bernadette Yoland inf., avisant que le client s'est plaint de céphalée frontale à 4/10 vers 15 heures 30 et qu'il a refusé tout analgésique. Carole Zénon inf. »*

Pour faciliter l'identification du professionnel, la signature doit être complète[98], c'est-à-dire comporter le prénom et le nom de famille avec l'abréviation du titre. Il est possible de n'utiliser que l'initiale du prénom[99-100].

Par exemple :     *Aline André inf.*          *A. André inf.*

L'Ordre des infirmières et infirmiers du Québec recommande que l'élève inscrite au programme de soins infirmiers dans un collège ou en sciences infirmières à l'université emploie l'abréviation *Ét. soins inf.* ou *Ét. sc. inf.*[101].

Par exemple :   *Annie Benoît Ét. soins inf.*      *A. Bertrand Ét. sc. inf.*

La candidate à l'exercice de la profession en attente de son permis peut utiliser l'abréviation « CEPI » après sa signature[102]. Pour l'externe en soins infirmiers, l'article 7 du *Règlement sur les actes professionnels qui, suivant certaines conditions et modalités, peuvent être posés par une externe en soins infirmiers* détermine la façon dont elle doit signer ses observations[103] :

> « *L'externe en soins infirmiers consigne ses interventions au dossier de l'usager en apposant sa signature, accompagnée des abréviations "Ext. Soins inf."* »

Il n'est pas acceptable de signer en dehors des lignes. Lorsqu'il s'agit d'une signature qui termine des annotations en bas d'une page, on signe au bas de cette page, même en dehors du cadre de la feuille ; cela est préférable plutôt que de retrouver une signature isolée en haut de la page suivante ou sur une autre feuille.

Si on s'aperçoit que des notes n'ont pas été signées, on ne doit pas supposer que la personne a oublié de le faire. On ne lui laisse pas de ligne pour qu'elle le fasse plus tard. Quand on sait qui n'a pas signé, on peut le rapporter ainsi :

> « *16:00 Absence de signature de Micheline Carol/ L. Denis inf.* »

L'infirmière qui le mentionne n'endosse pas ce qui a été écrit par sa collègue. Cela ne fait que prouver que la signature n'y est pas alors qu'elle devrait y être.

Quand les initiales sont acceptées pour identifier la personne qui pose un acte, on doit retrouver l'identification complète quelque part dans le dossier[104]. Cette pratique est fréquente pour l'enregistrement de la médication. **Les initiales seules sont insuffisantes quand une signature est requise.** Certains milieux exigent un spécimen de signature à l'embauche.

**Tableau 5.2**

Synthèse des principes et des règles de rédaction

| Principes à respecter | Règles à appliquer |
|---|---|
| Situer les évènements dans le temps. | Inscrire rigoureusement le moment où l'observation est faite (date et heure) ; <br><br> Indiquer l'heure selon la période de 24 heures ; <br><br> Écrire au présent, jamais au futur ; <br><br> Rédiger les notes au fur et à mesure ; <br><br> Ne pas écrire les notes d'avance ; <br><br> Ne recourir à la *note tardive* qu'exceptionnellement et l'identifier comme telle. |
| Éviter tout ce qui peut conduire à des erreurs d'interprétation. | Citer textuellement les propos du client ; <br><br> Utiliser la paraphrase quand c'est approprié ; <br><br> Ne pas employer de termes vagues ; <br><br> Disposer les notes clairement ; <br><br> Proscrire l'utilisation des +++ ; <br><br> Éviter les formulations stéréotypées ; <br><br> Éviter les expressions *semble être, paraît être* ou *a l'air* ; <br><br> Ne pas employer les mots *patient* ou *client*. |
| Ne faire planer aucun doute sur les intentions de la personne qui écrit. | Ne pas écrire d'information entre les lignes ou dans les marges ; <br><br> Ne pas laisser de lignes libres ou de grands espaces vides. |
| Ne jamais faire disparaître d'information sous quelque forme que ce soit. | N'altérer les notes sous aucune considération ; <br><br> Ne pas corriger les fautes d'orthographe ; <br><br> Toujours écrire à l'encre indélébile ; <br><br> Ne pas utiliser de stylo à pointe feutre, ni de crayon à mine de plomb ; <br><br> Ne jamais utiliser de liquide correcteur ; <br><br> Ne jamais effacer ou faire des ratures ; <br><br> Corriger les erreurs de manière acceptable. |
| Éviter les répétitions inutiles. | Ne pas répéter dans les notes d'évolution ce qui est enregistré ailleurs dans le dossier. |
| Signer les notes d'évolution. | Signer par la personne qui pose l'acte et qui fait l'observation ; <br><br> Ne pas écrire de notes pour quelqu'un d'autre ; <br><br> Identifier la source de renseignements ; <br><br> Signer par l'initiale du prénom, ou le prénom au complet, le nom de famille et l'initiale du titre professionnel. |

L'infirmière en charge d'un client ne se voit pas dégagée de ses responsabilités quand une étudiante, une externe en soins infirmiers ou une infirmière candidate dispense des soins à ce dernier. Elle doit s'assurer que tous les soins requis soient prodigués. Elle peut vérifier les notes d'évolution qu'elles écrivent, mais elle n'a pas à les contresigner ni à spécifier au dossier qu'elle a exercé leur supervision[105]. Toutefois, rien ne l'empêche de faire des remarques pour que les notes reflètent le plus fidèlement possible la situation clinique du client (tableau 5.2).

## 5.3   Fréquence de rédaction des notes d'évolution

**La fréquence et le contenu des notes d'évolution sont avant tout déterminés par le jugement clinique de l'infirmière**[106]. En centre hospitalier de soins de courte durée, il est habituel de rédiger des notes pour chaque quart de travail. Comme il n'existe aucune précision légale quant à la fréquence de rédaction des dossiers, on doit le faire à tout le moins de **façon ponctuelle**, soit chaque fois que la condition du client le justifie : changement dans son état, détérioration, etc. Dans de tels cas, on devrait écrire des notes tant et aussi longtemps qu'il n'y a pas eu rétablissement de la situation problématique[107]. On s'assure de leur contemporanéité si elles sont écrites le plus près possible de la situation à documenter[108]. Quand des signes cliniques anormaux arrivent inopinément, il ne faut absolument pas négliger de les consigner au dossier[109] : complications après une chirurgie, parturiente dont le travail se déroule mal, situations d'urgence, accident en cours d'hospitalisation, etc. Le principe voulant que *ce qui est noté est considéré comme ayant été fait, et ce qui n'est pas noté n'a pas été fait* prend alors toute sa force.

Cela est aussi valable pour les centres d'hébergement et de soins de longue durée. Cependant, on doit suivre la politique de l'établissement concernant les moments de rédaction des observations. Une telle politique ne constitue pas une loi, mais on se doit quand même de la respecter. Il revient aux administrateurs de justifier la fréquence des annotations au dossier, que ce soit chaque semaine, chaque mois ou tous les trois mois. Les médicaments administrés et tous les paramètres évalués régulièrement, comme les signes vitaux et la glycémie capillaire, doivent être enregistrés sur des feuilles spéciales chaque fois que c'est fait.

En soins aigus, il est plutôt exceptionnel qu'il n'y ait absolument rien à noter, surtout en raison de la complexité des soins que les clients hospitalisés reçoivent. Comme les formulaires d'enregistrement systématique (voir chapitre VI), où des crochets ou des initiales indiquent que les éléments de surveillance spécifique ont été respectés et que les interventions ont été effectuées, se multiplient, il se peut que l'infirmière n'ait rien d'autre à détailler dans les notes d'évolution. Il est fortement recommandé, voire prudent, de faire des inscriptions pour chaque service. À la rigueur, on pourrait ne pas faire de notes s'il n'y avait rien à communiquer, mais la plupart des infirmières s'en sentiraient mal à l'aise. Il y a quand même un moyen de contourner ce malaise sans composer de notes impersonnelles.

Par exemple :

**a)** *« De 00:00 à 08:00 Semble dormir lors des tournées horaires. »*

**b)** *« De 08:00 à 16:00 Rien de particulier à noter dans les soins prodigués. »*

Ces exemples comportent deux parties : la première renvoie aux observations faites ou à la conclusion qu'il n'y a rien de pertinent à détailler ; la deuxième indique que le client a été vu chaque heure ou que les soins généraux ont été effectués. **Attention !** Cette pratique ne doit pas devenir un prétexte facile pour raccourcir les notes ou pour gagner du temps. Il faut toujours se rappeler qu'on doit *visualiser* le client à travers ce qui est écrit. **Le contenu des notes d'évolution rédigées par l'infirmière est toujours déterminé par l'évaluation qu'elle fait de la condition du client.**

Dans les centres hospitaliers de soins de longue durée, on recommande que des annotations soient entrées à l'admission du client. Celles-ci mettraient en évidence le profil des besoins fondamentaux du client et ses réactions à sa nouvelle situation d'hébergement. Les infirmières devraient les continuer pendant toute la période d'adaptation au milieu, laquelle peut s'étendre sur dix à quinze jours. La fréquence des **notes périodiques** sera précisée par l'établissement. Qu'elles soient mensuelles, bimestrielles ou trimestrielles, elles devraient coïncider avec la révision du plan d'intervention et contenir des éléments qui en montrent l'évaluation. Elles en reflètent donc la mise à jour. Elles ne doivent pas résumer ce qui s'est passé durant le mois écoulé. Les **notes ponctuelles** sont toujours justifiées.

En santé communautaire, l'infirmière devrait écrire une note après chaque visite à domicile, alors que l'information est encore fraîche dans sa mémoire.

L'infirmière en pratique privée est tenue de consigner des renseignements au dossier d'un client pour chaque consultation. Cependant, elle n'est pas obligée d'ouvrir un dossier lorsqu'elle fournit un service ponctuel, comme un prélèvement sanguin.

Peu importe le secteur d'activités où elle exerce sa profession, **l'infirmière doit prendre l'habitude de consigner ses observations au dossier à un moment le plus rapproché possible des évènements à rapporter**. En agissant ainsi, elle risque moins d'oublier des points importants, s'assure d'une plus grande crédibilité et demeure dans une disposition mentale d'objectivité. Aucune situation inopinée, inquiétante ou anormale ne doit être prise à la légère. Il faut en faire mention dans les notes, de même que les interventions immédiatement posées et la réponse du client à celles-ci. C'est la meilleure attitude à adopter pour que les écrits aient une plus grande valeur.

---

### ANALYSE D'UNE SITUATION CLINIQUE

Monsieur Eugène, 41 ans, vient tout juste de revenir de la salle d'opération. Il a eu une anesthésie par épidurale. On lui a implanté une prothèse au genou droit. Il reçoit de la morphine par pompe ACP (analgésie contrôlée par le patient). Les premiers signes vitaux sont normaux, et le client est bien réveillé. Sa jambe droite est chaude et rosée, il perçoit bien les sensations et bouge ses orteils normalement. Il se plaint de douleur à 5 sur 10. Cependant, après s'être administré une dose d'analgésique, son faciès devient soudainement pâle ; il ne répond plus aux questions, et sa pression artérielle baisse à 84/58. L'infirmière la vérifie toutes les cinq minutes. Après quelques temps, la situation rentre dans l'ordre même si le client est visiblement inquiet. Un peu plus tard, le même scénario se produit. Cette fois, la pression artérielle est à 76/56. Comme tout redevient normal, l'infirmière juge qu'elle peut attendre un peu pour aviser le médecin. Cependant, la même chose se présente après une troisième administration de morphine. Sans relâcher sa surveillance, l'infirmière décide qu'il vaut mieux en informer le chirurgien. Tous les signes vitaux pris sont enregistrés dans le dossier.

**Est-ce que l'infirmière devrait écrire une note détaillant ses observations chaque fois que le client réagit ainsi, même si les paramètres évalués sont déjà enregistrés ?**

**Oui**, et c'est très important. L'infirmière ne doit négliger aucun détail de la surveillance très étroite qu'elle assure auprès de monsieur Eugène, et les noter. Dans un tel contexte, les inscriptions précisant la réaction du client, y compris l'avis fait au médecin, prouveront que le client a reçu toute l'attention requise par sa condition clinique.

## 5.4 Fausses croyances concernant la rédaction des notes d'évolution

L'insistance mise sur l'aspect légal des notes au dossier suscite des préoccupations exagérées pour lesquelles on adopte des pratiques contraignantes. Parmi ce que l'on pense être des obligations, il y en a qui retiennent beaucoup trop d'attention. On croit, à tort, qu'il faut écrire des notes dès le début du service. De même, on se sent obligé de faire une note chaque heure pour prouver que le client est vu régulièrement. On pense souvent qu'il est préférable d'en écrire plus que moins et que, faire de belles notes, cela prend du temps. De telles croyances et attitudes incitent à écrire des notes inintéressantes, mais surtout non pertinentes. Des expressions applicables à toutes les situations peuvent rassurer temporairement, laissant une illusion de protection.

Des formules comme *en service*[110] ou *prise en charge du client* ne prouvent absolument pas que ce dernier a été vu au commencement du quart de travail. Le dossier n'est pas un instrument de contrôle du temps de l'infirmière.

Mentionner qu'un client hospitalisé pour une infection urinaire est *eupnéique à notre arrivée* n'informe nullement des caractéristiques de l'urine. Pour celui ayant un problème respiratoire aigu, cela indique un changement dans son état.

Dire qu'une cliente est *assise au fauteuil en train de lire son journal et buvant un café à 8 heures* est complètement inutile si elle n'est pas à jeun ou qu'elle n'a aucune restriction d'activités. Dans le cas contraire, la question n'est plus la même.

Au début du service, il n'est pas nécessaire d'écrire qu'une cliente est *éveillée* si elle n'a aucun problème entraînant de la somnolence. Si cela représente une modification de son état de conscience, cela devient pertinent.

Écrire qu'un client *repose au lit à 16 heures* montre bien qu'il est couché, mais quelle en est l'importance ? De toute façon, qu'est-ce qui prouve qu'il repose vraiment ? Si la personne n'a pas tendance à fuguer, pourquoi s'obligerait-on à marquer qu'elle est *à sa chambre à notre arrivée* ?

Noter que *la cloche d'appel est à la portée* d'une cliente inconsciente ne renseigne aucunement sur sa réaction aux stimuli douloureux. Pour celle qu'on surprend en train d'essayer de se lever par le pied du lit au moment où on entre dans la chambre pour la première fois, cette note prend un caractère personnalisé.

Pourquoi inscrire que *le site d'installation du soluté est vérifié chaque heure* ? Une inscription suffit, à moins qu'on y décèle des signes anormaux lors des vérifications subséquentes.

Doit-on absolument signifier que la *sonde vésicale, le soluté, le tube nasogastrique sont en place* ? On l'a détaillé au moment de l'installation. Tant qu'on n'a pas spécifié qu'ils ont été enlevés, ils sont toujours en place. Inscrire que le client *respire à 26/min avec O$_2$ à 2 l/min* prouve que l'infirmière a évalué l'état respiratoire et qu'elle n'a pas seulement vu l'oxygène en fonction.

Est-ce primordial de rapporter que le client est *visité régulièrement* quand son état clinique ne le requiert pas ? Pour celui dont la condition est instable, on consignera chaque observation pertinente, indépendamment de la fréquence des visites.

Quand l'infirmière enregistre les médicaments qu'elle a administrés à 8 heures 30, à 10 heures, à midi, à 14 heures et à 15 heures, qu'elle inscrit les valeurs des signes vitaux pris deux fois par jour ou le résultat d'un test de glycémie capillaire avant un repas, cela prouve bien que le client a été vu à ces moments-là. Si elle a remarqué quelque chose de significatif lors de ces rencontres, elle se doit de le noter.

À son premier contact avec le client, l'infirmière peut l'évaluer « de la tête aux pieds ». Cela fait, elle aura à se questionner pour sélectionner ce qui sera pertinent de détailler dans ses notes d'évolution. Il faut se limiter à écrire ce qui doit l'être, sans se soucier de la longueur des notes ; ce n'est pas ce point qui en détermine la valeur, mais plutôt la richesse de leur contenu. L'habileté à documenter se développe avec le temps, comme pour l'application d'une méthode de soins.

Les infirmières invoquent souvent le manque de temps pour justifier le fait que leurs notes ne sont pas toujours adéquates. Pourtant, il n'est pas rare d'arriver à la même conclusion quand le temps ne fait pas défaut[111].

**Malheureusement, de fausses croyances contribuent à dénaturer l'objet premier des annotations au dossier, soit rendre compte de l'état clinique du client.** Lorsque la crainte des plaintes ou des poursuites judiciaires devient la principale motivation à choisir le contenu des inscriptions, on néglige d'individualiser et d'adapter son questionnement. Il est impératif d'arriver à démythifier ces peurs. Les informations retrouvées dans les notes de l'infirmière ne devraient pas être dictées par un tribunal, mais par le souci de se conformer aux standards de compétence professionnelle[112].

L'infirmière doit se baser sur la condition du client pour déterminer à quel moment précis elle doit écrire. C'est l'évaluation continue d'un problème de soins qui doit transparaître. Dans les cas litigieux, la richesse des notes peut conduire à une meilleure défense. Elles reflètent alors un trait fondamental d'une pratique compétente. Elles jouent en notre faveur pour démontrer que le client a reçu des soins adéquats. C'est lorsqu'on néglige de consigner les informations requises que l'on peut se retrouver dans une position fâcheuse. Lors d'une situation critique, l'omission de renseignements importants ou la pauvreté des données pourrait laisser présumer une absence d'intervention, une évaluation incomplète et pauvre, voire de la négligence.

---

### ANALYSE D'UNE SITUATION CLINIQUE

Lors du rapport du service de nuit, l'infirmière avise qu'il n'y a rien à signaler pour monsieur François, 58 ans, et madame Grégoire, 71 ans. Les deux sont hospitalisés pour insuffisance rénale et suivent des traitements d'hémodialyse. L'un fait de l'hypertension artérielle et l'autre présente un diabète non contrôlé.

---

À 8 heures 15, l'infirmière rencontre madame Grégoire pour lui donner son injection d'insuline. Elle dit qu'elle a bien dormi, comme d'habitude, et qu'elle se sent reposée.

Quand l'infirmière entre dans la chambre de monsieur François à 8 heures 25, il est en train de procéder à ses autosoins d'hygiène au lavabo. Il est souriant même s'il confie qu'il a hâte d'avoir sa greffe rénale. Il dit qu'il ressent de légers étourdissements. Il a un faciès rouge.

Vers 9 heures, l'infirmière constate que madame Grégoire a pris son déjeuner au complet. À 9 heures 05, monsieur François se plaint encore d'étourdissements. Sa pression artérielle est alors de 142/88.

**Pour lequel de ces clients devrait-on écrire une note au début du service de jour ? Pourquoi serait-ce important de le faire ?**

Monsieur François se plaint d'étourdissements et il a le faciès rouge. Ce sont deux informations reliées à son hypertension artérielle qu'il est pertinent de détailler dans le dossier.

Pour madame Grégoire, il ne serait pas nécessaire de commencer les notes au début du service. Dans les informations fournies, il n'y a rien qui vaille la peine d'être détaillé. L'enregistrement de l'administration de l'injection d'insuline prouve que la cliente a été vue.

**Quelles notes l'infirmière devrait-elle écrire alors ?**

Pour monsieur François :

> *« 08:25 Se plaint d'étourdissements, faciès rouge.*
>
> *09:05 Se plaint toujours d'étourdissements, P.A. 142/88. »*

On voit ainsi l'évolution du problème du client. Si des interventions plus spécifiques étaient appliquées, elles s'ajouteraient à cette note.

Pour madame Grégoire :

> *« 09:00 A mangé tout son déjeuner. »*

Même si c'est normal, cette remarque est pertinente. Elle est appropriée à la condition de la cliente puisque son diabète est difficile à contrôler.

# Notes et références

1. <http://www.hsmn.com/hsmntxt/detail3.htm> (7 mars 2006).

2. <http://www.nbnu-siinb.nb.ca/charting-ang.pdf> (28 juin 2005).

3. SOLON, Mark. « Bum Notes », *Health Service Journal*, vol. 113, n° 5862, July 2003, p. 33.

4. YOCUM, R. Fay. « Documenting for Quality Patient Care », *Nursing*, vol. 32, n° 8, August 2002, p. 60.

5. SULLIVAN, Gayle H. « Does Your Charting Measure Up ? », *RN*, vol. 67, n° 3, March 2004, p. 61.

6. L'article 14 du *Code de déontologie des infirmières et infirmiers* stipule qu'on ne doit pas, au regard du dossier du client ou de tout rapport, registre ou autre document lié à la profession, les falsifier, notamment en y altérant des notes déjà inscrites (...).

7. <http://www.hsmn.com/hsmntxt/detail3.htm> (7 mars 2006).

8. OIIQ. *Avis concernant la signature des notes d'évolution rédigées par les étudiantes, les externes et les candidates*, Maître Hélène d'Anjou, avocate à la direction des services juridiques, 18 mai 2005, p. 4.

9. HALLIDAY, Anne. « Creating a Reliable Time Line », *Nursing*, vol. 35, n° 2, February 2005, p. 27.

10. <http://www.nbnu-siinb.nb.ca/charting-ang.pdf> (28 juin 2005).

11. PENNELS, Caroline J. « Statements : What to Expect if You Are Asked to Prepare One », *Professional Nurse*, vol. 18, n° 8, April 2003, p. 472.

12. Plusieurs milieux exigent que les notes soient rédigées à l'encre bleue pour le service de jour, à l'encre verte pour le service de soir et à l'encre rouge pour le service de nuit. D'autres n'ont pas cette exigence et permettent que le personnel infirmier écrive à l'encre bleue ou noire pour tous les quarts de travail. L'encre rouge ou l'encre verte ne donnent pas de bonnes photocopies.

13. CAJOLET-LAGANIÈRE, Hélène et Noëlle GUILLOTON. *Le français au bureau*, Québec, Les publications du Québec, 2005, p. 465.

14. *Ibid.*

15. *Ibid.*

16. *Ibid.*

17. *Ibid.*, p. 464.

18. HALLIDAY, Anne. *Loc. cit.*, p. 27.

19. WOOD, Christopher. « The Importance of Good Record-Keeping for Nurses », *Nursing Times*, January 2003, vol. 99, n° 2, p. 27.

20. <http://www.nurseweek.com/ce/ce670a.asp> (6 octobre 2004).

21. <http://www.rpnas.com/public/jsp/content/position_statements/ documentation.jsp> (7 mars 2006).

22. <http://www.corexcel.com/html/body.documentation.title.ceus.htm> (7 mars 2006).

23. <http://www.nbnu-siinb.nb.ca/charting-ang.pdf> (28 juin 2005).

24. <http://www.csgna.com/documentation.htm> (7 mars 2006).

25. <http://www.medrisk.com/prevques.asp> (7 mars 2006).

26. <http://www.amh.health.state.hi.us/P&P/60-804.pdf> (17 juin 2005).

27. <http://www.corexcel.com/html/body.documentation.title.ceus.htm> (7 mars 2006).

28. ORDRE DES INFIRMIÈRES ET INFIRMIERS DU QUÉBEC. *Énoncé de principes sur la documentation des soins infirmiers*, 2002, p. 8.

29. <http://www.tennessee.gov/dmrs/FrequentlyAskedQuestions.pdf> (22 janvier 2006).

30. <http://www.tmtl.org/publications/resources/Reporter/TOMA.pdf> (18 juin 2005).

31. <http://www.rcp.gov.bc.ca> (18 juin 2005).

32. <http://www.dmr.state.ct.us/publications/centralofc/hcs_ns96-3.htm> (7 mars 2006).

33. <http://www.calnurse.org/cna/cal/junjul99/9acnjj99.html> (23 mai 2005).

34. <http://www.corexcel.com/html/body.documentation.title.ceus.htm> (7 mars 2006).

35. HALLIDAY, Anne. *Loc. cit.*, p. 27.

36. WOOD, Christopher. *Loc. cit.*, p. 27.

37. <http://www.dmr.state.ct.us/publications/centralofc/hcs_ns96-3.htm> (7 mars 2006).

38. <http://home.flash.net/~bleving/Documentation%20Extravaganza% 20Charting%20Tips.doc> (7 mars 2006).

39. YOCUM, R. Fay. *Loc. cit.*, p. 60.

40. POTTER, Patricia A. et Anne G. PERRY. *Soins infirmiers*, Laval, Groupe Beauchemin éditeur, 2005, p. 379.

41. <http://www.malenursemagazine.com/charting.html> (7 mars 2006).

42. YOCUM, R. Fay. *Loc. cit.*, p. 60.

43. BROUS, Edith Ann. « 7 Tips on Avoiding Malpractice Claims », *Nursing*, vol. 34, n° 6, June 2004, p. 17.

44. <http://www.malenursemagazine.com/charting.html> (7 mars 2006).

45. POTTER, Patricia A. et Anne G. PERRY. *Op. cit.*, p. 542-543.

46. WOOD, Christopher. *Loc. cit.*, p. 27.

47. <http://www.nurseweek.com/ce/ce670a.asp> (6 octobre 2004).

48. <http://www.corexcel.com/html/body.documentation.title.ceus.htm> (7 mars 2006).

49. <http://www.nso.com/newsletters/advisor/1999_summer/student/ s_8_99.php> (7 mars 2006).

50. <http://www.ino.ie/DesktopModules/Articles/ArticlesView.aspx? TablD=163&ItemID=87> (25 mai 2005).

51. REGISTERED NURSES ASSOCIATION OF BRITISH COLUMBIA. *Nursing documentation*, 2003, p. 16.

52. \<http://www.corexcel.com/html/body.documentation.title.ceus.htm\>
(7 mars 2006).

53. POTTER, Patricia A. et Anne G. PERRY. *Op. cit.*, p. 379.

54. \<http://www.corexcel.com/html/body.documentation.title.ceus.htm\>
(7 mars 2006).

55. ASSOCIATION DES INFIRMIÈRES ET INFIRMIERS DU NOUVEAU-BRUNSWICK. *Tenue de dossiers : normes à l'intention des infirmières immatriculées*, 2002, p. 5.

56. \<http://www.corexcel.com/html/body.documentation.title.ceus.htm\>
(7 mars 2006).

57. \<http://www.calnurse.org/cna/cal/junjul99/9acnjj99.html\>
(25 février 2006).

58. \<http://www.corexcel.com/html/body.documentation.title.ceus.htm\>
(7 mars 2006).

59. \<http://www.ahima.org/infocenter/guidelines/ltcs/5.1.asp\>
(7 mars 2006).

60. \<http://www.nurseweek.com/ce/ce20a.html\> (15 octobre 2004).

61. Se référer au numéro 6 de la présente liste, page 130.

62. \<http://www.corexcel.com/html/body.documentation.title.ceus.htm\>
(7 mars 2006).

63. \<http://www.ahima.org/infocenter/guidelines/ltcs/5.1.asp\>
(7 mars 2006).

64. De plus en plus de milieux acceptent que le personnel infirmier écrive les notes d'évolution à l'encre bleue ou noire, le vert et le rouge ne donnant pas de photocopies claires.

65. \<http://www.nso.com/newsletters/advisor/1999_summer/student/ s_8_99.php\> (7 mars 2006).

66. Au contact de l'eau, l'encre d'un stylo à pointe feutre ou d'un stylo-plume peut s'étendre, et les mots se déformer. C'est une des raisons pour laquelle l'encre doit toujours être indélébile.

67. <http://www.nbnu-siinb.nb.ca/charting-ang.pdf> (28 juin 2005).

68. <http://www.avc.edu/alliedhealth/documents/Documentation.ppt> (4 octobre 2004).

69. SMITH, Linda S. « Handling Documentation Errors », *Nursing*, vol. 33, n° 10, October 2003, p. 73.

70. POTTER, Patricia A. et Anne G. PERRY. *Op. cit.*, p. 379.

71. WOOD, Christopher. *Loc. cit.*, p. 27.

72. « Documentation Dilemmas », *Nursing*, vol. 33, n° 6, June 2003, p. 67.

73. <http://www.avc.edu/alliedhealth/documents/Documentation.ppt> (4 octobre 2004).

74. POTTER, Patricia A. et Anne G. PERRY. *Op. cit.*, p. 379.

75. <http://www.afip.org/Departements/legalmed/jnrm2000/ document.htm> (25 mai 2005).

76. <http://www.palliativecareconsulting.org/olt/106/106book.htm> (17 juin 2005).

77. « A Blot on the Record », *Nursing*, vol. 34, n° 7, July 2004, p. 14.

78. *Ibid.*

79. SMITH, Linda S. *Loc. cit.*, p. 73.

80. WOOD, Christopher. *Loc. cit.*, p. 27.

81. MACKAY, Taralynn. « The Wrong Way to Amend the Medical Record », *RN*, vol. 67, n° 6, June 2004, p. 57.

82. <http://www.pediatricservices.com/prof/prof-34.htm> (7 mars 2006).

83. <http://www.ahima.org/infocenter/guidelines/ltcs/5.1.asp> (7 mars 2006).

84. <http://www.palliativecareconsulting.org/olt/106/106book.htm> (17 juin 2005).

85. <http://www.corexcel.com/html/body.documentation.title.ceus.htm> (7 mars 2006).

86. PENNELS, Caroline J. *Loc. cit.*, p. 472.

87. <http://www.avc.edu/alliedhealth/documents/Documentation.ppt> (4 octobre 2004).

88. ASSOCIATION DES INFIRMIÈRES ET INFIRMIERS DU NOUVEAU-BRUNSWICK. *Op. cit.*, p. 4.

89. <http://www.csgna.com/documentation.htm> (7 mars 2006).

90. OIIQ. *Op. cit.*, p. 3.

91. <http://www.malenursemagazine.com/charting.html> (7 mars 2006).

92. <http://www.hsmn.com/hsmntxt/detail3.htm> (7 mars 2006).

93. <http://www.ahima.org/infocenter/guidelines/ltcs/5.1.asp> (7 mars 2006).

94. OIIQ. *Op. cit.*, p. 4.

95. <http://www.amnhealthcare.com/ManagementPerspective.asp?ArticleID=12581> (7 mars 2006)

96. *Ibid.*

97. *Ibid.*

98. BROUS, Edith Ann. *Loc. cit.*, p. 17.

99. <http://www.rnabc.bc.ca/registrants/nursing_practice/articles/Client_Right_to_Know.htm> (25 mai 2005).

100. OIIQ. *Op. cit.*, p. 5.

101. *Ibid.*

102. *Ibid.*

103. R.R.Q. c. I-8, r.0.2.

104. <http://www.ahima.org/infocenter/guidelines/ltcs/5.1.asp> (7 mars 2006).

105. OIIQ. *Op. cit.*, p. 4.

106. WOOD, Christopher. *Loc. cit.*, p. 27.

107. <http://www.ahima.org/infocenter/guidelines/ltcs/5.1.asp>
(7 mars 2006).

108. « Documentation Dilemmas ». *Loc. cit.*, p. 67.

109. <http://www.nurseweek.com/ce/ce670a.asp> (6 octobre 2004).

110. POTTER, Patricia A. et Anne G. PERRY. *Op. cit.*, p. 379.

111. BUTTERWORTH, Cathy. « Evaluating a New Care Planning System in Nursing Homes », *Nursing Times*, vol. 99, n° 14, 8-14 April 2003, p. 30.

112. SULLIVAN, Gayle H. *Loc. cit.*, p. 61.

# CHAPITRE VI

# DIFFÉRENTES MÉTHODES DE RÉDACTION DES NOTES D'ÉVOLUTION

## But de l'étude de ce chapitre

Se sensibiliser à d'autres façons structurées de consigner les observations infirmières au dossier du client que la méthode narrative chronologique.

## Objectifs généraux

- Connaître cinq autres méthodes de rédaction des notes d'évolution ;
- Prendre conscience de certains impacts professionnels de l'utilisation de ces modes de documentation.

## Objectifs spécifiques

Après avoir étudié ce chapitre, vous devriez être capable :

- d'expliquer l'utilisation des formulaires d'enregistrement systématique ;
- d'expliquer en quoi consiste les méthodes suivantes : SOAP, PIE, notes ciblées, documentation par exception, et notes infirmières selon la philosophie du modèle McGill ;
- de reconnaître les principes de rédaction applicables à chacune d'elles ;
- d'identifier les éléments communs à chaque méthode ;
- de nommer certains avantages et désavantages de leur utilisation.

## 6.1 Formulaires d'enregistrement systématique[1]

Ce sont des feuilles qui contiennent des éléments de surveillance spécifique, souvent pour noter des soins de routine[2]. Elles sont utilisées conjointement avec une autre méthode d'inscription des observations. Les feuilles de *Signes vitaux* et de *Paramètres supplémentaires* (voir annexe I, n[os] 2 et 3) peuvent être ainsi considérées. En fait, on y retrouve des points précis, déjà imprimés ou non, où l'on peut cocher ou utiliser un code[3] pour signifier qu'on les a vérifiés ou qu'on a exécuté les soins indiqués. Quand un des éléments spécifiés nécessite d'être détaillé, selon la condition clinique du client, une description est faite dans les notes d'évolution[4].

De tels instruments ont plusieurs buts (encadré 6.1) :

- Fournir une image du client par rapport à certains aspects. Si tout se déroule normalement, on peut vite en faire le constat[5]. Si un problème est décelé, on est rapidement mis en alerte. On y reconnaît facilement une continuité de surveillance, car il est facile de comparer les données enregistrées[6] ;

- Économiser du temps d'écriture. L'enregistrement des données est plus rapide puisqu'une partie est déjà imprimée sur la feuille. Si ce n'est pas le cas, les paramètres évalués s'inscrivent en très peu de mots ;

- Éviter les duplications. En principe, ce qui est noté sur ces formulaires n'a pas besoin d'être répété dans les notes narratives[7] ;

- Rassurer les infirmières qui se sentent obligées de tout écrire, que ce soit par peur des commentaires désagréables ou des réprimandes des pairs, par crainte des plaintes ou par habitude. Mettre un crochet vis-à-vis des soins d'hygiène prouve alors qu'ils ont été faits, sans qu'on le mentionne ailleurs. Cela montre donc qu'on a réellement fait tout ce qui devait être fait.

De plus en plus de milieux développent ce genre d'outils d'inscription des renseignements cliniques. Certaines règles d'utilisation s'appliquent pour que ce moyen de communication soit efficace :

- Il faut s'en tenir aux abréviations et aux symboles reconnus dans le centre pour indiquer que l'évaluation a été faite ou qu'un soin a été prodigué ;

- L'heure devrait apparaître pour chaque élément évalué, de même que la signature de l'infirmière ;

- Une note narrative devrait être écrite pour montrer une évaluation initiale, immédiatement après un accouchement ou une chirurgie, par exemple. Les évaluations subséquentes peuvent se retrouver sur une feuille d'enregistrement systématique. Dès qu'une déviation de la norme est détectée, qu'un changement dans la condition du client survient, cela mérite d'être détaillé[8]. Un indice, la plupart du temps un astérisque (*), signifie que les notes d'évolution décrivent plus précisément le problème.

**Attention !** Malgré leur facilité d'emploi, **ces feuilles doivent être un complément aux notes détaillées** et ne pas faire perdre de vue leur but premier, soit de rendre compte de la situation globale du client à un moment précis. **Les mêmes principes de rédaction et la même rigueur s'appliquent ici.** Si l'infirmière est débordée par son travail, les formulaires d'enregistrement systématique, tout en étant rapides d'utilisation et

139

contenant de l'information précise, ne doivent jamais suppléer la note narrative quand l'état du client mérite d'être plus détaillé[9].

À l'annexe I (n° 17), vous retrouvez la feuille de *Notes d'observation*, qui combine une partie d'enregistrement systématique et une partie où l'on détaille certains points.

On retrouve très souvent les méthodes de soins effectuées sur ce genre de formulaires. Par contre, quelques informations doivent être colligées dans les notes d'évolution quand on ne les retrouve pas sur ces feuilles. Les explications qui suivent ne tiennent pas compte de l'existence de telles feuilles. À chacune de vous d'en adapter le contenu à ce qui est en usage dans les différents centres et secteurs d'activités où vous pratiquerez. Ce qui est important, c'est de pouvoir accéder facilement aux données sur le client, peu importe l'endroit où elles sont consignées dans le dossier.

La multiplication des formulaires d'enregistrement systématique au dossier oblige à consigner l'information aux bons endroits et exige qu'on sache exactement où la retrouver. C'est une question d'habitude, mais cela peut en dérouter quelques-unes au début.

Il n'y a pas que la méthode narrative chronologique pour consigner les observations de l'infirmière au dossier. Cette méthode est probablement la plus connue et la plus utilisée. On y rapporte les faits en suivant l'ordre de déroulement des évènements dans le temps. Les commentaires suivants ont maintes fois été entendus à propos des insatisfactions reliées à cette manière de procéder :

> *« Je sais que c'est important d'écrire des notes, mais ça prend beaucoup de temps, et je n'en ai pas. »*

> *« La plupart du temps, on écrit des romans, et c'est répétitif. »*

> *« Je ne sais pas toujours quoi écrire, surtout quand il n'y a aucun changement chez le client. »*

> *« Si je n'écris pas tout ce que j'ai fait, légalement ça va prouver que je n'ai rien fait. »*

> *« Quand je fais mes dossiers, ça m'enlève du temps auprès des clients. »*

Les habitudes sont bien ancrées dans le quotidien. Même quand des formulaires d'enregistrement systématique sont utilisés, on répète inutilement les mêmes informations sur la feuille de notes d'évolution ; on attend souvent à la fin du service pour écrire, au moment où l'esprit est fatigué, et où l'on risque d'oublier des éléments importants ; on veut diminuer le temps d'écriture en se servant de phrases passe-partout, etc.

Nous étudierons maintenant cinq autres façons de structurer les notes d'évolution. Pour chacune d'elles, nous montrerons certains avantages que leur emploi représente et des difficultés qu'elles soulèvent. Toutes visent à rendre compte de la condition clinique du client. **La méthode idéale n'existe pas** ; l'une peut être préférable à une autre pour plusieurs raisons. En introduire une nouvelle dans un milieu peut susciter de fortes réactions à cause du changement ou engendrer de la frustration. Chose certaine, les impacts sur l'organisation du travail et la disposition mentale à l'égard de cette tâche sont tangibles. On ne peut aborder une responsabilité si importante sans revenir aux grandes questions de base : ***Pourquoi*** *écrire ?* ***Quoi*** *et* ***quand*** *écrire ?* ***Comment*** *le faire ?*

## 6.2 Méthode SOAP

Elle s'inscrit dans une approche orientée vers la résolution des problèmes présentés par le client[10]. Dans ce sens, elle s'apparente à la démarche clinique de l'infirmière. Les lettres de l'acronyme signifient[11-12] :

| S | pour les données **subjectives**. Les informations proviennent du client lui même, d'une personne de son entourage ou d'un membre de sa famille. Ce peut être la description d'une douleur, d'une émotion, d'un sentiment, d'une sensation physique interne, d'une préoccupation, etc. |
|---|---|
| O | pour les données **objectives**. Elles doivent être factuelles et mesurables, et sont obtenues pendant l'évaluation physique par l'observation directe, la palpation, la percussion, l'auscultation, par des instruments de mesure comme un thermomètre, un glucomètre, un sphygmomanomètre, etc., ou par d'autres moyens d'investigation. |

| A | pour l'**analyse** et l'**interprétation** que l'on fait de ces données, c'est-à-dire la conclusion à laquelle on arrive quand on cherche à trouver un sens à l'information recueillie, quand on tente de l'interpréter. Elle conduit à la formulation d'un ou des diagnostics infirmiers et **ne correspond pas au diagnostic médical**. |
|---|---|

| P | pour le **plan** que l'on adopte pour résoudre le problème du client. Il peut comprendre les mesures prises immédiatement et celles applicables à court et à moyen terme. |
|---|---|

Cette méthode comporte beaucoup d'avantages :

- Elle peut être rapidement adaptée aux changements que le client présente. Il est donc facile de suivre l'évolution des problèmes puisqu'ils doivent être listés et numérotés ;

- Cela incite à recueillir de l'information auprès des autres intervenants. Les échanges interprofessionnels sont favorisés. D'ailleurs, cette méthode est souvent choisie comme fonctionnement à l'intérieur d'une équipe interdisciplinaire ;

- Elle reflète la démarche clinique de l'infirmière et met l'accent sur l'identification des problèmes. À cet égard, elle met en évidence le jugement à la base des décisions de soins ;

- Elle exige une évaluation continue de la condition du client et assure une réelle continuité de soins.

Par contre, quand elle est utilisée comme manière de structurer l'approche de l'équipe de soins, tous les soignants doivent y adhérer et s'entraîner à en maîtriser les rudiments. Selon cette méthode, l'infirmière devrait écrire une note toutes les 24 heures pour chacun des problèmes non résolus et chaque fois qu'il y a un changement significatif dans la condition du client[13]. Les formulaires d'enregistrement systématique accompagnent cette façon de structurer les notes d'évolution.

L'acronyme peut se rallonger en ajoutant d'autres éléments qui, logiquement, font suite à ceux déjà existants ; il devient alors SOAPIER, ce qui veut dire[14] :

| I | pour les **interventions** que l'on choisit de faire en vue d'atteindre un objectif. |

| E | pour l'**évaluation** de l'efficacité des interventions posées. C'est ce qui démontre la réponse du client à ce qui est fait. |

| R | pour la **révision** du plan selon les changements observés. Elle est faite aussi souvent que nécessaire. |

Exemple de situation clinique décrite avec la méthode SOAPIER, pour un client souffrant de coxarthrose sévère :

**S :** *12:45 Se plaint de douleur à la hanche droite à 7/10 irradiant à la cuisse et au genou.*

**O :** *Boite et marche penché vers l'avant, traîne ses pieds, essoufflé, se tient aux meubles et s'arrête pour reprendre son souffle.*

**A :** *Douleur aiguë reliée à la marche.*

**P :** *Proposer un analgésique avant une activité exigeant un plus grand effort.*

*L'aviser d'attendre de ressentir l'effet de l'analgésique avant de faire un effort.*

*Lui enseigner à respirer avec les lèvres pincées quand il fait un effort.*

**I :** *12:55 Empracet 30 mg per os. Reste couché ad 13 heures.*

**E :** *13:15 Se rend à la toilette. Marche en respirant avec les lèvres pincées. Ne boite pas, mais marche lentement sans se traîner les pieds et sans se tenir aux meubles. Utilise sa canne.*

**R :** *Proposer un analgésique avant que la douleur soit trop forte. L'aviser d'en demander avant de faire un grand effort.*

## 6.3 Méthode PIE

Elle rend le processus de rédaction des notes encore plus simple en y intégrant le plan de soins[15]. Elle est également orientée vers les problèmes du client, mais, contrairement à la méthode SOAP, elle n'inclut pas les données servant à les identifier ; celles-ci devraient se retrouver dans une autre partie du dossier, sous forme narrative[16]. Elle se combine avec l'utilisation de formulaires d'enregistrement systématique. Les lettres signifient[17] :

| | |
|---|---|
| **P** | pour le **problème** identifié ou le diagnostic infirmier. C'est l'étape initiale du processus. |

| | |
|---|---|
| **I** | pour les **interventions** reliées à chacun des problèmes. |

| | |
|---|---|
| **E** | pour l'**évaluation** de la réponse du client. C'est ce qui fait foi de l'évolution d'une situation. |

Ici aussi, les problèmes sont identifiés par numéro. Il n'est donc pas nécessaire de les réécrire subséquemment puisqu'il est alors facile de se référer à la liste et de visualiser l'état du client. D'autres arguments rendent cette méthode intéressante[18] :

- C'est une façon complémentaire d'utiliser la démarche de soins infirmiers ;
- L'organisation des données est simple et aisée ;
- Elle permet de retracer les progrès du client très facilement ;
- Elle entraîne une plus grande collaboration et accroît la communication entre les infirmières puisque le suivi doit se faire d'un service à l'autre. On doit donc consulter les notes inscrites par le personnel du service précédent pour assurer une continuité des soins.

Chaque problème devrait être évalué au moins une fois par quart de travail, pendant 24 heures[19]. Après ce temps, seuls ceux qui perdurent seront réévalués.

Exemple de situation clinique décrite avec la méthode PIE, pour une cliente opérée pour endocholécystectomie, quelques heures après son retour de chirurgie :

| | | |
|---|---|---|
| **P : 1.** | *14:10* | *Nauséeuse, vomissement bilieux ≈ 150 ml. Faciès pâle, peau moite. R 28, P 92.* |
| **2.** | *14:30* | *Dit sentir le besoin d'uriner, mais en est incapable. Pas de globe vésical, scan vésical de 540 ml.* |
| **I : 1.** | *14:20* | *Ondansétron 4 mg I.V. par dérivation de NaCl 0,9 %.* |
| **2.** | *14:45* | *Cathétérisme vésical avec sonde Foley N° 14 : 500 ml d'urine jaune clair.* |
| **E : 1.** | *15:00* | *Ne se plaint plus de nausées. Faciès plus coloré. R 20, P 80. Dit se sentir mieux.* |
| **2.** | *16:00* | *Miction de 100 ml sur chaise d'aisance. Dit être rassurée de pouvoir uriner seule.* |

## 6.4 Méthode des notes ciblées (*Focus charting*)

Elle est également centrée sur le client et ses problèmes, qui peuvent être formulés en diagnostics infirmiers, mais pas nécessairement. Ce peut être[20] : une catégorie diagnostique (par exemple, intégrité de la peau, capacité de faire face, tolérance à une activité, déficit des autosoins), une préoccupation actuelle, une manifestation ne conduisant pas forcément à l'identification d'un problème, un changement aigu dans la condition du client, un évènement significatif pour lui ou un comportement, et sur lesquels l'infirmière décide d'intervenir[21]. Cela précise le point de convergence des soins (*focus*). Pour consigner les notes selon cette méthode, la feuille est divisée en colonnes[22] : une pour la date et l'heure, une pour le sujet méritant l'attention de l'infirmière, et une autre où l'on détaille trois éléments que l'on désigne par les lettres DAR[23] (ou DIR) et qui constituent les notes d'évolution :

| D | pour les **données** objectives et subjectives faisant état du centre d'intervention. |

| A (I) | pour décrire les **activités** de soins (interventions). |

| R | pour les **résultats** ou les réactions du client à ce qui lui est prodigué. |

Cette façon de consigner les notes :

- permet à l'infirmière de structurer ses observations selon une approche centrée sur le client ;
- oblige à focaliser sur les besoins du client ;
- fournit une vue d'ensemble du client et de ses progrès en fonction des objectifs à atteindre.

Cependant, cela nécessite l'utilisation des formulaires d'enregistrement systématique, ce qui peut faire économiser du temps d'écriture, sans éliminer les petits inconvénients qui peuvent en découler.

Exemple de situation clinique décrite avec la méthode des notes ciblées, pour un client hospitalisé dans une unité de psychiatrie pour trouble anxieux :

| Date et heure | Cible | Notes d'évolution |
|---|---|---|
| *2006-06-01 11:00* | *Anxiété* | ***D :*** *Quand il est à la salle communautaire en présence d'autres clients, se mord les lèvres, piétine sur place, se ronge les ongles et demande de retourner à sa chambre : « Je veux rester seul. »* |

146

> **A :** *Assuré que je suis près de lui. Je lui demande comment il se sent et propose qu'il reste au moins 5 min. avec moi.*
>
> **R :** *Accepte de rester 5 min. Demande de retourner à sa chambre après ce délai. Dit : « J'ai moins peur des gens quand tu es là, mais j'ai toujours envie de me sauver quand je ne connais pas les autres. Que vont-ils penser de moi ? »*

## 6.5 Documentation par exception

Voilà bien une méthode qui bouscule les peurs de celles qui croient de façon absolue au principe qui voudrait que *ce qui est noté est reconnu comme ayant été fait, et ce qui n'est pas noté n'a pas été fait*. Le principe à la base de cette manière d'organiser les notes est le suivant : *tous les standards de soins ont été rencontrés, autrement ils auraient été notés*[24-25]. En termes simples, cela signifie qu'on n'écrit que ce qui est anormal ou ce qui fait exception à la norme[26-27-28]. Cette méthode est également combinée avec les formulaires d'enregistrement systématique.

Elle offre des avantages fort intéressants[29-30] :

- Elle permet de réduire considérablement le temps accordé à la rédaction des dossiers, ce qui en laisse plus auprès des clients ;

- Elle élimine les répétitions, car plusieurs informations sont colligées sur les formulaires d'enregistrement systématique où l'on retrouve, entre autres, toutes les vérifications de routine ;

- Elle met l'accent sur ce qui est anormal. On est donc rapidement informé de la condition du client. Cela attire l'attention sur des points précis, et favorise un meilleur suivi et une évaluation continue ;

- Les données recherchées sont facilement retracées ;

- Les observations sont encore plus concises ;

- La complémentarité entre professionnels est facilitée parce que tous peuvent facilement accéder à l'information démontrant les résultats observés chez le client.

Le succès d'une telle méthode repose sur deux points majeurs :

- La qualité du jugement de l'infirmière. Un signe peut sembler banal et mériter qu'il soit rapporté quand même. Il serait facile de diminuer le temps pris pour l'écriture en prétextant qu'une donnée ne vaut pas la peine d'être mentionnée. Autrement, c'est toute la qualité du service infirmier qui pourrait être mise en doute ;

- Le développement de normes de soins clairement définies[31-32-33] et de critères prédéterminés d'évaluation. C'est ce qui sert de point de référence pour admettre qu'une donnée dévie de ce qui est reconnu comme acceptable. En plus, cela aide l'infirmière à décider de ce qu'elle doit détailler dans ses notes.

Cependant, cette façon de documenter les soins prodigués ne donne pas une image complète du client, car des notes détaillées ne sont écrites que pour expliciter les changements cliniques importants[34]. En cas de problèmes légaux, on pourrait ne pas retrouver des informations probantes. Il est donc essentiel que les infirmières soient habiles à documenter les écarts de façon exhaustive, sinon leurs notes d'évolution risquent de ne pas témoigner justement de la qualité de leur service professionnel.

Exemple de situation clinique décrite avec la méthode de documentation par exception pour une cliente ayant subi un remplacement de prothèse totale de la hanche, à son retour de la salle d'opération (les paramètres de surveillance habituels après une telle chirurgie sont notés sur le formulaire d'enregistrement systématique. Seulement les écarts à la norme sont documentés dans cet exemple) :

16:45    *Pans. à la hanche gauche souillé de moitié de sang frais. P.A. 90/64, P 92, R 28. Teint pâle, SpO₂ à 88 %. Somnolente. Pans. renforcé avec 2 compresses 10 cm × 20 cm et un coussinet.*

17:00    *P.A. 86/60, P 98, R 32. Dr Harry avisé à 17 heures 10.*

17:20    *Débit du soluté ↑ à 100 ml/h. O₂ par lunette nasale à 3 %. Ponction veineuse pour FSC.*

*17:30   P.A. 92/68, P 92, R 24. SpO$_2$ à 90 %. Teint moins pâle. Temps de remplissage capillaire <3 s.*

(suite des notes d'évolution)

## 6.6   Notes d'évolution selon le modèle conceptuel McGill

L'approche infirmière selon le modèle conceptuel McGill a pour assises des postulats et des valeurs se rapportant à la santé, au client et à l'influence de son entourage, et à la ressource principale que constituent les soins infirmiers, de même que l'approche systémique et la philosophie des soins de santé primaires. La façon de rédiger des notes d'évolution est tributaire de ces fondements théoriques. Comme les notes au dossier sont le reflet du service professionnel que l'infirmière rend au client et à la famille[35], on devrait donc le reconnaître dans la façon de documenter les situations cliniques. La méthode mnémotechnique de rédaction des observations a été élaborée par les auteures citées en référence[36]. Le sigle suivant[37] rappelle les points à suivre :

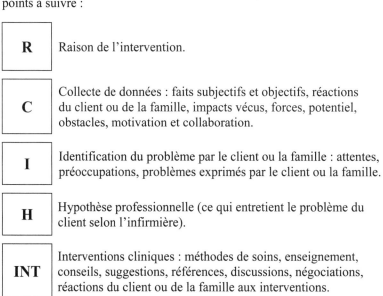

| **R** | Raison de l'intervention. |
| --- | --- |
| **C** | Collecte de données : faits subjectifs et objectifs, réactions du client ou de la famille, impacts vécus, forces, potentiel, obstacles, motivation et collaboration. |
| **I** | Identification du problème par le client ou la famille : attentes, préoccupations, problèmes exprimés par le client ou la famille. |
| **H** | Hypothèse professionnelle (ce qui entretient le problème du client selon l'infirmière). |
| **INT** | Interventions cliniques : méthodes de soins, enseignement, conseils, suggestions, références, discussions, négociations, réactions du client ou de la famille aux interventions. |
| **P** | Plan d'action (préciser *qui* fera *quoi* ? *Quand* ?). |

| É | Évaluation : satisfaction du client, compréhension du plan d'action. |
|---|---|

Exemple de situation clinique décrite selon le sigle renvoyant au modèle McGill pour une dame âgée de 79 ans souffrant d'insuffisance cardiaque, dont le congé du centre hospitalier approche :

*R :*      ***2006-06-01*** *Préparation au congé de l'hôpital prévu le 2006-06-03.*

*C :*      ***Collecte de données faite le 2006-06-01 à 11 heures.*** *Dit se sentir prête à quitter l'hôpital, mais désire retourner chez elle pour recommencer à gérer son immeuble résidentiel : « Je n'ai pas peur de rester seule, je sais que je ferai très attention. » Décrit les précautions qu'elle va prendre (par exemple, toujours avoir son cellulaire proche, ne pas monter les escaliers si ce n'est pas nécessaire). Accepte de suivre les recommandations médicales et explique correctement les médicaments qu'elle prend. Pouls régulier à 64, Ø essoufflement ni d'œdème aux chevilles. A le numéro de téléphone de son CLSC. S'inquiète de la réaction de ses filles de vouloir la placer dans un CHSLD : « Elles s'inquiètent trop pour moi. Je ne veux pas me retrouver dans un endroit comme cela, je suis encore très autonome. »*

*I :*      *Tient à retourner dans son appartement malgré les démarches de placement entreprises par ses filles.*

*H :*      *H 1 : La cliente a-t-elle peur de décevoir ses filles si elle n'accepte pas leur proposition ? Dit se sentir en contradiction avec leur désir de la placer et son envie de vivre dans son logement.*

        *H 2 : Est-ce que la cliente surestime ses capacités ?*

        *H 3 : Est-ce que les filles de la cliente sous-estiment ses capacités ?*

*INT :*    *Exploration des sentiments de la cliente envers ses filles : elle confirme l'hypothèse n° 1. Informations données sur les moyens de faire des activités courantes sans fatiguer son cœur (par exemple, respirer avec les lèvres pincées en même temps qu'elle fait un effort), sur les signes de fatigue cardiaque et sur la façon de prendre son pouls à l'artère radiale.*

**P :**   *Rencontre prévue avec la cliente et ses deux filles le 2006-06-02 à 14 heures pour discuter de la faisabilité qu'elle aille vivre avec sa fille aînée et le conjoint de celle-ci pour les deux premières semaines au moins. Elle accepterait que sa fille cadette s'occupe de l'administration de son immeuble locatif pendant ce temps.*

**É :**   *La cliente est d'accord avec cette rencontre et dit être rassurée quant à son départ de l'hôpital. Elle croit que ses filles seront également rassurées par ces propositions.*

**En résumé**, toutes ces méthodes, y compris la narration chronologique des faits, ont un point commun : elles suivent le modèle où l'on décrit les problèmes du client en se basant sur des données objectives et subjectives, les activités de soins choisies par l'infirmière, et dans certaines situations par le client lui-même, et les résultats observés. Dans cette perspective, elles sont toutes centrées sur le client et ses besoins, et poursuivent les mêmes buts.

L'instauration d'une nouvelle façon de rédiger les notes d'évolution implique des coûts élevés, du temps de formation et d'adaptation, parfois un réaménagement physique des lieux et peut-être même une organisation différente dans la prestation des soins.

**Il est indéniable que c'est la qualité du contenu des annotations au dossier qui fait la qualité de la méthode, car une documentation pertinente de la condition du client demeure un excellent reflet des soins professionnels prodigués.**

## POINTS IMPORTANTS À RETENIR

• Les formulaires d'enregistrement systématique sont utilisés avec différentes méthodes de documentation des soins infirmiers.

• Toutes les façons de structurer les notes d'évolution visent à mettre en évidence l'état du client, requièrent l'exercice du jugement clinique de l'infirmière et exigent une évaluation des résultats vérifiés chez le client.

• L'application du processus de la démarche clinique de l'infirmière est sous-jacente à toutes les méthodes de rédaction.

• La méthode parfaite pour rédiger des notes d'évolution n'existe pas ; toutes ont leurs avantages et leurs inconvénients.

## Note et références

1. Ces formulaires sont désignés sous l'appellation *flow sheet* en anglais.

2. ASSOCIATION DES INFIRMIÈRES ET INFIRMIERS DU NOUVEAU-BRUNSWICK. *Tenue de dossiers : normes à l'intention des infirmières immatriculée*s, 2002, p. 11.

3. POTTER, Patricia A. et Anne G. PERRY. *Soins infirmiers*, Laval, Groupe Beauchemin éditeur, 2005, p. 387.

4. *Ibid.*

5. « Documentation Dilemmas », *Nursing*, vol. 33, n° 6, June 2003, p. 67.

6. COLLEGE OF REGISTERED NURSES OF NOVA SCOTIA. *Documenting Care, a Guide for Registered Nurses*, 2002, p. 10.

7. <http://cnhs.gmu.edu/writing/typesch.html> (7 mars 2006).

8. <http://www.afip.org/Departments/legalmed/jnrm2000/document.htm> (7 mars 2006).

9. *Ibid.*

10. REGISTERED NURSES ASSOCIATION OF BRITISH COLUMBIA. *Nursing documentation*, 2003, p. 11.

11. POTTER, Patricia A. et Anne G. PERRY. *Op. cit.*, p. 380.

12. <http://www.corexcel.com/html/body.documentation.title.ceus.htm> (7 mars 2006).

13. <http://www.crnns.ca/documents/CRNNS%20Documentation %20Guidelines%202005.pdf> (7 mars 2006).

14. REGISTERED NURSES ASSOCIATION OF BRITISH COLUMBIA. *Op. cit.*, p. 11.

15. KOZIER, Barbara *et al. Fundamentals of Nursing*, Toronto, Prentice Hall, 2004, p. 448.

16. <http://www.findarticles.com/p/articles/mi_qa3689/is_199904/ ai_n8838195> (7 mars 2006).

17. POTTER, Patricia A. et Anne G. PERRY. *Op. cit.*, p. 380.

18. <http://www.nurseweek.com/features/98-11/goodq.html> (7 mars 2006).

19. <http://www.dmr.state.ct.us/publications/centralofc/hcs_ng96-3.htm> (28 février 2006).

20. KOZIER, Barbara *et al. Op. cit.*, p. 448.

21. SMITH, Linda S. « How to Use Focus Charting », *Nursing*, vol. 30, n° 5, May 2000, p. 76.

22. <http://www.corexcel.com/html/body.documentation.title.ceus.htm> (22 janvier 2006).

23. POTTER, Patricia A. et Anne G. PERRY. *Op. cit.*, p. 380.

24. *Ibid.*, p. 381.

25. ASSOCIATION DES INFIRMIÈRES ET INFIRMIERS DU NOUVEAU-BRUNSWICK. *Op. cit.*, p. 11.

26. COLLEGE OF REGISTERED NURSES OF NOVA SCOTIA. *Op. cit.*, p. 10.

27. SULLIVAN, Gayle H. « Does Your Charting Measure Up ? », *RN*, vol. 67, n° 3, March 2004, p. 62.

28. ASSOCIATION DES INFIRMIÈRES ET INFIRMIERS DU NOUVEAU-BRUNSWICK. *Op. cit.*, p. 11.

29. <http://www.palliativecareconsulting.org/olt/106/106book.htm> (28 juin 2005).

30. SMITH, Linda S. « How to Chart by Exception », *Nursing*, vol. 32, n° 9, September 2002, p. 30.

31. POTTER, Patricia A. et Anne G. PERRY. *Op. cit.*, p. 381.

32. <http://www.calnurse.org/?Action=Content&id=237> (28 juin 2005).

33. « Too Much Left Unsaid », *Nursing*, vol. 34, n° 2, February 2004, p. 18.

34. COLLEGE OF REGISTERED NURSES OF NOVA SCOTIA. *Op. cit.*, p. 10.

35. PAQUETTE-DESJARDINS, Danièle et Johanne SAUVÉ. *Exécution des interventions et évaluation des résultats*, Montréal, Chenelière/McGraw-Hill, 2003, p. 14.

36. *Ibid.*

37. *Ibid.*

# CHAPITRE VII

# NOTES D'ÉVOLUTION ET SUPPORTS TECHNOLOGIQUES

Comme dans notre vie quotidienne, les outils technologiques prennent de plus en plus de place dans l'univers des soins infirmiers. Des systèmes de documentation informatisée se développent, et l'usage de la communication électronique se répand à une vitesse inimaginable. La transmission de l'information ne se fait plus seulement verbalement ou par le support du dossier écrit, tel qu'on le connaît. Le télécopieur, la boîte vocale, l'ordinateur pour entrer des données sur le client : autant d'outils à la disposition de l'infirmière pour faciliter son travail. Pensons également à la télémédecine qui permet de soigner un client à distance et à des coûts moindres qu'une hospitalisation. La rapidité et la performance de tels instruments sont deux caractéristiques recherchées, car la lourdeur des tâches s'intensifiant et, par conséquent, les responsabilités qui en découlent font en sorte que l'on crée des attentes, sans doute légitimes, mais pas toujours comblées.

Peu importe le moyen technologique employé, les mêmes considérations professionnelles ont cours. Il ne faut pas perdre de vue que ce ne sont que des outils, certes fort utiles, mais sans plus. Ils ne constituent surtout pas une panacée miracle aux petits problèmes qui trop souvent assombrissent notre bien-être et notre satisfaction au travail. Paradoxalement, ils peuvent soulever de façon encore plus évidente des préoccupations réelles comme le respect de la confidentialité, la validité légale, la sécurité de la transmission de l'information[1-2], etc. Loin de nous l'idée de vouloir couvrir tous les aspects du développement technologique et de ses répercussions sur la pratique infirmière. Nous désirons plutôt attirer l'attention sur l'importance de respecter certaines règles, comme on le fait avec des supports plus traditionnels.

## 7.1 Systèmes d'information

De plus en plus de centres hospitaliers et de CLSC font usage de logiciels informatiques pour consigner les observations[3]. Plusieurs arguments en incitent l'utilisation[4-5] :

- Le texte est facilement lisible, ce qui est non négligeable quand la calligraphie n'est pas appliquée ;

- La duplication d'information est réduite ;

- Les formulaires d'enregistrement systématique étant plus répandus avec l'usage de l'informatique, le travail d'écriture est diminué ;

- Les erreurs d'inscription sont moins fréquentes ;

- Tout en étant protégé, l'accès aux renseignements est facile ;

- Cela favorise une plus grande organisation du travail et contribue à plus d'efficacité.

Toutes les données sont entrées et gardées en mémoire dans l'ordinateur. Elles peuvent être imprimées par la suite[6] et insérées dans le dossier. Écrire des notes avec le support de l'informatique n'est pas vraiment différent que de le faire sur papier. Le contenu doit être tout aussi pertinent, rapporté de façon précise, concise et véridique. La description de la condition du client, les soins prodigués et leurs résultats demeurent toujours le fil conducteur qui sous-tend cette tâche. Cela peut être facilité parce que l'utilisation d'un logiciel vise :

- l'uniformisation de la terminologie, contribuant ainsi à une même compréhension des informations cliniques ;

- l'amélioration de la qualité des entrées, adoptant une structure commune pour colliger l'information.

Mais en y regardant de plus près, n'est-ce pas le même phénomène qu'on devrait constater dans l'approche traditionnelle de l'inscription des notes infirmières au dossier ? Certes, l'informatique fait gagner du temps[7]. L'accès à l'information peut se faire par différents moyens : utilisation des touches du clavier, d'une souris ou d'un crayon optique, toucher l'écran, et même la reconnaissance de la parole[8] (encadré 7.1). Dans les milieux où l'on retrouve un terminal dans chaque chambre, il est facile d'entrer les notes directement, au fur et à mesure. Selon le système utilisé, un choix est proposé ; la sélection est donc rapide. Souvent, les soins techniques sont déjà inscrits, et on n'a qu'à ajouter l'heure d'exécution ou les autres détails manquants. Certains systèmes proposent même de sélectionner des phrases toutes faites pour compléter une note narrative[9]. Il n'est donc pas nécessaire de tout écrire.

---

**Encadré 7.1**

Avantages de la technologie de reconnaissance automatique de la parole (RAP)

---

Tenue de dossier détaillée, et facile pour l'infirmière ;

Moins d'erreurs et d'omissions ;

Uniformité de la documentation ;

Meilleure communication interdisciplinaire ;

Économie de temps pour l'infirmière ;

Documentation claire et concise.

---

Inspiré de POTTER, Patricia A. et Anne G. PERRY. *Soins infirmiers*, Laval, Groupe Beauchemin éditeur, 2005, p. 393.

Il n'y a pas que des avantages aux supports technologiques[10]. Pour certaines, cela représente une difficulté majeure et nécessite encore plus de temps si elles ne maîtrisent pas le doigté quand elles se servent du clavier. Un nombre restreint de terminaux disponibles peut retarder l'entrée des inscriptions. Il en coûte cher d'adopter un système complètement informatisé, sans compter l'argent attribué à la formation des utilisateurs. En période d'utilisation massive, comme lors des changements de service, un ralentissement peut survenir. Sans compter la résistance à la nouveauté, tellement caractéristique de l'être humain.

Si l'accessibilité au dossier est facilitée par ces moyens technologiques, elle doit demeurer restreinte pour les personnes non autorisées. Un système de préservation de la confidentialité doit être instauré afin de respecter ce droit[11]. L'infirmière a la responsabilité d'assurer la confidentialité des informations qu'elle consigne électroniquement[12].

Comme pour l'inscription manuscrite des notes, certains principes s'appliquent pour conférer la même crédibilité :

- Il n'est pas acceptable de divulguer son mot de passe ou de confier sa clé à une collègue[13-14-15] ; c'est comme faire un chèque en blanc.

Une information entrée par quelqu'un d'autre est considérée comme l'ayant été par la personne détentrice du mot de passe. Pour éviter qu'une collègue en arrive à le connaître, il est recommandé de le changer fréquemment et à intervalles réguliers[16-17] ;

- La date et l'heure doivent apparaître pour chaque entrée[18]. C'est probablement fait automatiquement, mais il faut être attentif à distinguer l'heure où l'on enregistre une donnée et l'heure où l'observation a été faite. On peut écrire une information à 14 heures, alors qu'elle concerne un évènement qui s'est passé à 11 heures ;

- Il est bon de faire une double vérification des entrées avant de les confirmer[19] ;

- Si l'on doit interrompre l'entrée des données temporairement, on fermera la session de travail à l'ordinateur[20]. Les informations sur le client ne doivent pas rester à l'écran lorsqu'on doit quitter le poste de travail[21]. Lors de l'entrée des données, il faut s'assurer que l'écran ne peut être vu par des personnes non autorisées[22] ;

- Les données déjà acceptées par l'ordinateur ne peuvent être éliminées. Si on s'aperçoit qu'une note est erronée, alors que le message de confirmation d'acceptation est officiel, on procède de la même façon qu'avec une erreur d'inscription au dossier-papier[23]. On spécifiera que c'est une *fausse note* ou une *erreur de dossier* et on ajoutera la bonne information à la suite. L'entrée originale doit toujours être visible[24].

L'informatique au service des soins infirmiers : une solution miracle ou un palliatif aux insatisfactions actuelles à l'égard de la rédaction des notes d'évolution ? Il serait bête de percevoir un tel appareil comme un cerveau bien pensant ; il excelle plutôt dans l'exécution commandée, ce qui oblige l'infirmière à revenir aux grandes questions de départ : « *Qu'est-ce que j'écris ?* » et « *Comment dois-je le faire ?* » Ses préoccupations sont fondamentalement les mêmes : « *Est-ce que mes notes sont descriptives, soutenues par des observations objectives et subjectives ? Les faits rapportés reflètent-ils ma contribution spécifique au traitement global du client ? Y perçoit-on la qualité de mon service infirmier ?* »

## 7.2    Utilisation d'un télécopieur

On ne voit pas vraiment de problème quand il est question d'utiliser un télécopieur pour envoyer de l'information sur le client dans un autre service à l'intérieur du centre. C'est un moyen rapide et efficace. Les documents télécopiés feront partie du dossier original, comme toute autre feuille[25]. Cependant, s'il faut télécopier une partie du dossier à l'extérieur, il est prudent de suivre les règles suivantes[26] pour s'assurer de respecter la confidentialité :

- Avant de transmettre des renseignements, avertissez par téléphone la personne qui les recevra ;

- Demandez à cette personne d'envoyer un message pour confirmer qu'elle a reçu l'envoi ;

- Sur la page d'envoi, spécifiez que c'est confidentiel ;

- Comme pour la préparation des médicaments, faites une triple vérification avant de faire l'envoi : pendant que vous composez le numéro, ce qui apparaît sur la machine, et avant de presser sur le bouton d'envoi ;

- Si la partie du dossier a été acheminée au mauvais endroit, envoyez un message demandant de la détruire.

## 7.3    Boîte vocale et téléavertisseur

Il n'est pas rare que des médecins donnent leurs coordonnées de boîte vocale ou de téléavertisseur pour les joindre en cas de nécessité. De plus en plus de familles laissent également ces informations pour les contacter au besoin. Quand l'infirmière a recours à ce moyen, la question de la confidentialité est encore une fois soulevée puisque d'autres personnes que celle concernée peuvent avoir accès à ce qui est transmis comme message. Aussi faut-il être prudent dans les informations que l'on transmet :

- Ne nommez pas le client. À la place, spécifiez le nom de l'hôpital ou du CLSC, et le numéro de chambre. Identifiez-vous et demandez au médecin ou à la personne directement impliquée de rappeler le plus vite possible[27] ;

- Notez au dossier qu'un message a été laissé sur la boîte vocale ou qu'on a tenté de joindre la personne par téléavertisseur. Vous pouvez l'écrire au dossier de la façon suivante :

  *« 2006-06-01     23:10     Appel au Dr Ingmar. Message laissé sur sa boîte vocale. »*

  ou

  *« 2006-06-01     14:50     Tentative de joindre le Dr Jean par son téléavertisseur. Il rappelle à 15:00. »*

  ou

  *« 2006-06-01     04:25     Message laissé sur la boîte vocale de son fils » ;*

- Notez au dossier l'heure du retour d'appel, lorsqu'on a tenté de joindre le médecin (comme dans le deuxième exemple).

Bien sûr, tout ce qui justifie qu'un médecin ou qu'une personne de l'entourage du client soient avisés d'une situation doit être documenté. Les informations qui suivent un retour d'appel seront consignées comme il se doit.

## POINTS IMPORTANTS À RETENIR

- L'utilisation des supports technologiques est de plus en plus répandue dans le monde des soins infirmiers, mais les mêmes considérations professionnelles concernant le dossier du client s'appliquent.

- La confidentialité des renseignements consignés électroniquement ou transmis par télécopieur doit être respectée en tout temps.

- Les informations ajoutées dans un dossier informatisé doivent répondre aux mêmes qualités professionnelles que si on utilise un dossier traditionnel.

- Des règles strictes sont à respecter quand on entre des données sur le client dans un dossier informatisé.

## Note et références

1. REGISTERED NURSES ASSOCIATION OF BRITISH COLUMBIA. *Nursing documentation*, 2003, p. 12.

2. POTTER, Patricia A. et Anne G. PERRY. *Soins infirmiers*, Laval, Groupe Beauchemin éditeur, 2005, p. 394.

3. L'article 50 du *Règlement sur l'organisation et l'administration des établissements* (dernière version disponible 28 mai 2008) précise que :

   « Rien dans le présent règlement ne doit être interprété comme excluant l'utilisation de l'informatique ou de tout autre technique pour la constitution et la tenue des dossiers des bénéficiaires d'un établissement. »

4. <http://www.nurseweek.com/ce/ce20a.html> (15 octobre 2004).

5. <http://infosolutions.mckesson.com/articles/pndsbyline.pdf> (7 mars 2006).

6. L'utilisation d'une imprimante laser est préférable à celle à jet d'encre, à moins que cette dernière donne des documents qui soient réellement résistants à l'eau.

7. SULLIVAN, Gayle H. « Does Your Charting Measure Up ? », *RN*, vol. 67, n° 3, March 2004, p. 65.

8. <http://www.nurseweek.com/ce/ce20a.html> (15 octobre 2004).

9. *Ibid.*

10. *Ibid.*

11. COLLEGE OF REGISTERED NURSES OF NOVA SCOTIA. *Documenting Care, a Guide for Registered Nurses*, 2002, p. 8.

12. ASSOCIATION DES INFIRMIÈRES ET INFIRMIERS DU NOUVEAU-BRUNSWICK. *Tenue de dossiers : normes à l'intention des infirmières immatriculées*, 2002, p. 12.

13. REGISTERED NURSES ASSOCIATION OF BRITISH COLUMBIA. *Op. cit.*, p. 13.

14. <http://www.nso.com/newsletters/advisor/1998_05/nso.php> (7 mars 2006).

15. <http://www.corexcel.com/html/body.documentation.title.ceus.htm> (7 mars 2006).

16. *Ibid.*

17. REGISTERED NURSES ASSOCIATION OF BRITISH COLUMBIA. *Op. cit.*, p. 13.

18. BROUS, Edith Ann. « 7 Tips on Avoiding Malpractice Claims », *Nursing*, vol. 34, n° 6, June 2004, p. 17.

19. <http://www.nso.com/newsletters/advisor/1998_05/nso.php> (7 mars 2006).

20. *Ibid.*

21. *Ibid.*

22. SULLIVAN, Gayle H. *Loc. cit.*, p. 65.

23. <http://www.ahima.org/infocenter/guidelines/ltcs/5.1.asp> (7 mars 2006).

24. *Ibid.*

25. <http://www.nso.com/newsletters/advisor/1998_05/nso.php> (7 mars 2006).

26. REGISTERED NURSES ASSOCIATION OF BRITISH COLUMBIA. *Op. cit.*, p. 14.

27. <http://www.ahima.org/infocenter/guidelines/ltcs/5.1.asp> (7 mars 2006).

# CHAPITRE VIII

# PLAN THÉRAPEUTIQUE INFIRMIER

L'expression *plan thérapeutique* infirmier a été introduite dans le langage professionnel infirmier suite à l'entrée en vigueur de la *Loi modifiant le Code des professions* et d'autres dispositions législatives dans le domaine de la santé[1] en 2003, laquelle a amené un redéfinition de l'exercice infirmier[2].

> *L'exercice infirmier consiste à évaluer l'état de santé d'une personne, à déterminer et à assurer la réalisation du plan de soins et de traitements infirmiers, à prodiguer les soins et traitements infirmiers et médicaux dans le but de maintenir la santé, de la rétablir et de prévenir la maladie ainsi qu'à fournir les soins palliatifs.*

Par le fait même, le champ d'exercice de l'infirmière s'est vu élargi en mettant l'emphase sur l'évaluation de la condition clinique de la personne. C'est justement cette évaluation qui doit paraître de façon évidente dans l'élaboration du plan thérapeutique infirmier : évaluation initiale d'abord, et évaluation en cours d'évolution ensuite. Au chapitre II, nous avons expliqué l'importance des notes d'évolution rédigées par l'infirmière. Avec l'implantation du PTI[3], il devient encore plus crucial de démontrer que ce qui est écrit reflète de façon juste la pertinence de son jugement clinique.

L'Ordre des infirmières et infirmiers du Québec précise[4] que le PTI est déterminé et ajusté par l'infirmière à partir de son évaluation clinique et consigné au dossier. Il dresse le profil clinique évolutif des problèmes et des besoins prioritaires du client. Il fait également état des directives infirmières données en vue d'assurer le suivi clinique du client et qui portent notamment sur la surveillance clinique, les soins et les traitements.

Au 1<sup>er</sup> avril 2009, il est obligatoire de documenter le PTI pour répondre à la norme suivante :

> *L'infirmière consigne au dossier de chaque client, dans un outil de documentation distinct, le plan thérapeutique infirmier qu'elle détermine ainsi que les ajustements qu'elle y apporte selon l'évolution clinique du client et l'efficacité des soins et des traitements qu'il reçoit*[5].

Sans expliquer en détails le processus d'élaboration du PTI, rappelons toutefois les deux principales composantes de cet instrument[6] : *les constats d'évaluation* résultant du jugement posé par l'infirmière suite à sa collecte d'informations pertinentes et à l'analyse de celles-ci, et le *suivi clinique* par le biais des directives infirmières, c'est-à-dire les indications de suivi spécifiques ou exceptionnelles formulées en termes d'interventions requises par la situation de santé du client.

Les traces des décisions cliniques prises par l'infirmière devront donc nécessairement être repérées en partie dans ses notes d'évolution. La démonstration de ces traces de l'individualisation et de l'efficacité des soins, leur contribution à la transmission d'informations cliniques sur le client et leur apport à la coordination et à la continuité des soins n'en sont que plus justifiés[7-8].

L'analyse des situations qui suivent vise à rendre l'élève capable de rédiger des notes évolutives congruentes avec un PTI. Sans reproduire le formulaire AH-602 DT (07-03) qui sera utilisé dans tous les milieux de soins, nous en reprenons les deux principales composantes pour chacun des sujets touchés.

---

### ANALYSE D'UNE SITUATION CLINIQUE[9]

La petite Martine, 4 ans, est atteinte de leucémie aiguë lymphoblastique et est présentement hospitalisée et en isolation pour une surinfection de lésions de varicelle suite à un grattage excessif. Des mesures de protection strictes sont prises en raison des motifs d'hospitalisation. L'enfant pèse 16 kg et ne présente aucune allergie. En consultant son dossier, l'infirmière constate que les neutrophiles sont à $0,1 \times 10^9$/L et lit l'ordonnance suivante : Diphenhydramine 16 mg I.V. q. 6 h PRN. En cours de soirée, elle inscrit ses notes d'évolution et complète le PTI de Martine.

---

**Notes d'évolution – Soins infirmiers**

| | | |
|---|---|---|
| *2008-06-15* | *16:15* | *Vésicules au thorax et aux jambes. Égratignures aux jambes. Pleure, cherche à se gratter même si sa mère lui retient les mains et essaie de la consoler. Site du soluté à la main gauche intact.* |
| | *17:00* | *Repousse son repas mais boit son verre de lait. Se gratte surtout aux jambes. Sa mère avise que Martine est de plus en plus irritable surtout si on l'empêche de se gratter. Ongles coupés par la mère.* |
| | *19:30* | *Cherche toujours à se gratter aux jambes. Si sa mère essaie de l'en empêcher, elle se frotte les jambes sur le matelas. Reçoit diphenhydramine I.V. à 20 heures.* |
| | *21:00* | *S'endort dans les bras de sa mère.* |
| | *21:30* | *Se réveille au départ de sa mère, pleure un peu mais se rendort. Visite faite q. 30 min. Se réveille à nouveau vers 23 heures, ne cherche pas à se gratter.* |

---

## Plan thérapeutique infirmier de Martine

### Constat de l'évaluation :

**2008-06-15**     **1.** Prurit aux jambes.

### Suivi clinique – Directives infirmières

**2008-06-15**     **1.** Aveeno en compresses aux jambes X 15 min
q.h. en respectant le sommeil.
Donner diphenhydramine régulièrement
q. 6 h pour 24 h.

---

**Quelles sont les données inscrites dans les notes d'évolution de l'infirmière qui appuient le constat d'évaluation de *prurit aux jambes* ?**

▪ Vésicules *au thorax et aux jambes ;*

▪ Égratignures *aux jambes ;*

▪ Cherche *à se gratter même si sa mère lui retient les mains et essaie de la consoler ;*

▪ *Se* gratte *surtout aux jambes ;*

▪ *Sa mère avise que Martine est de plus en plus irritable surtout si on l'empêche de se gratter ;*

▪ Cherche *toujours à se gratter aux jambes. Si sa mère essaie de l'en empêcher, elle se frotte les jambes sur le matelas ;*

▪ *Se réveille à nouveau vers 23 heures, ne cherche pas à se* gratter.

Dans l'ensemble de la situation, d'autres données aident à confirmer le constat de prurit *aux jambes*, entre autres que Martine présente des lésions de varicelle suite à un grattage excessif.

**Que devrait noter l'infirmière par rapport aux directives émises pour le problème de prurit ?**

▪ *Les directives appliquées. L'administration* de la médication I.V. sera enregistrée dans le profil pharmacologique (FADM) mais l'application d'Aveeno le sera dans les notes d'évolution, à moins que ce soit fait à un autre endroit dans le dossier de Martine.

▪ *Les résultats des directives appliquées.* Ce point est excessivement important puisqu'il révèle l'évaluation qui est faite en cours *d'évolution*. Non seulement une telle information témoigne de l'efficacité des soins prodigués, mais cela reflète assurément une continuité de surveillance de la situation clinique de l'enfant.

## ANALYSE D'UNE SITUATION CLINIQUE

Fanny, 28 ans, vient tout juste d'accoucher de son deuxième enfant il y a à peine 3 heures. Le poupon se porte bien, mais la mère dit se sentir très fatiguée même si l'accouchement s'est bien déroulé, contrairement au premier où le travail avait duré 22 heures. Malgré tout, elle a perdu passablement de sang.

Joannie est l'infirmière de Fanny ; elle commence son quart de travail. Après le rapport de relève, elle consulte le dossier où elle constate que la dernière pression artérielle de la cliente est de 108/74, le pouls à 90, l'hémoglobine à 118g/L, les érythrocytes à $4 \times 10^{12}$/L, les plaquettes à $157 \times 10^9$/L. Un PTI avait été fait lors du premier accouchement de la cliente où on y retrouve les informations ci-dessous.

---

### Plan thérapeutique infirmier de Fanny Gilbert

### Constat de l'évaluation :

**2006-09-12**    **1.** Hémorragie post-partum liée à l'atonie utérine.

### Suivi clinique – Directives infirmières

**2006-09-12**    **1.** Surveiller signes d'hémorragie.
Aviser MD par inf. si P.A. systolique ? de
20 mmHg et si serviette hygiénique saturée de
sang en moins d'une heure.

---

**Quels sont les éléments, INSPIRÉS DU PTI ANTÉRIEUR, que Joannie devrait consigner dans les notes d'évolution et qui éventuellement serviraient à ajuster celui-ci à la situation actuelle de la cliente ?**

• Tous les signes et symptômes indicateurs d'une hémorragie : la pression artérielle basse, la fréquence cardiaque augmentée, la caractéristique de l'amplitude du pouls, la coloration pâle et la moiteur des téguments, l'aspect des lochies et leur quantité (surface souillée sur la serviette hygiénique par rapport à la surface totale, nombre de serviettes hygiéniques souillées en un temps donné), les malaises ressentis par la cliente.

• Comme la cause de l'hémorragie est identifiée, il sera indiqué de détailler les caractéristiques de la fermeté de l'utérus et de son involution.

• Même si certains signes et symptômes sont normaux, il serait approprié de le souligner également. Le PTI antérieur met l'infirmière en alerte concernant une complication qui n'est pas que théorique chez cette cliente puisqu'elle s'est produite lors du premier accouchement ; des traces de l'évolution de la situation clinique de Fanny sont évidentes. L'infirmière peut donc assurer une surveillance encore plus étroite et le démontrer par des notes d'évolution congruentes avec le PTI antérieur, mais concernant la situation présente.

**À la lumière des données ACTUELLES que Joannie recueille, l'infirmière aurait-elle raison de formuler le constat d'évaluation de risque d'hémorragie post-partum ?**

**Oui.** Joannie a de sérieuses raison de soupçonner que cela se reproduise à nouveau compte tenu des données lues dans le dossier et du PTI antérieur. Les valeurs des signes vitaux et de la formule sanguine, de même que la sensation de grande fatigue et la perte considérable de sang devraient l'amener à une plus grande vigilance. Pour une réelle continuité de soins, ce nouveau constat d'évaluation est justifié, mais formulé en termes de « risque » puisque la cliente ne présente pas d'hémorragie en ce moment.

---

### ANALYSE D'UNE SITUATION CLINIQUE

Alors qu'il lisait calmement dans son lit, monsieur Peter, 54 ans, a ressenti de forts battements cardiaques qu'il décrivait « *comme si le cœur voulait lui sortir de la* poitrine ». Son épouse l'a conduit à l'urgence où il a été sous surveillance électrocardiographique. D'ailleurs, le tracé d'ECG a montré de la fibrillation auriculaire avec une fréquence cardiaque à 170/min. Le médecin décide donc de l'hospitaliser. L'infirmière qui s'en occupe inscrit les notes d'évolution suivantes :

| | | |
|---|---|---|
| *2008-06-15* | *23:15* | *NaCl 0,9% en cours à 80 ml/h. FA à l'ECG, FC à 170/min, P.A. 132/88, R 22. Ø DRS. Dit qu'il a peur et ne pas comprendre ce qui lui arrive. Vu par Dr Rachid, hospitalisation demandée. Examens de labo faits.* |
| | *23:30* | *Quitte en civière pour l'unité 2^{ième} Nord.* |

L'infirmière juge bon de commencer un PTI pour monsieur Peter et y inscrit ceci :

---

### Plan thérapeutique infirmier de monsieur Peter

**Constat de l'évaluation :**

| 2008-06-15 | **1.** Anxiété reliée à un manque de connaissances de sa condition. |

**Suivi clinique – Directives infirmières**

| 2008-06-15 | **1.** Expliquer ce qu'est la FA et comment la reconnaître. |

---

**Quelle information tirée des notes d'évolution de l'infirmière vient appuyer le constat d'évaluation d'*anxiété reliée à un manque de connaissances* ?**

Le client dit qu'il a peur et qu'il ne comprend pas ce qui lui arrive. Les valeurs des signes vitaux, de même que l'identification de l'arythmie et l'absence de DRS montrent l'évaluation clinique faite mais n'appuient pas le constat identifié.

Pour confirmer de façon certaine le constat d'évaluation qu'elle a inscrit au PTI, l'infirmière aurait dû rechercher et noter d'autres manifestations cliniques de l'anxiété, qu'elles soient physiologiques (par exemple, les caractéristiques de l'amplitude respiratoire, la sensation d'oppression thoracique, les tremblements des mains, de la diaphorèse, etc.) ou comportementales et affectives (comme une baisse de l'attention, la précision de la peur, l'irritabilité, l'appréhension et la nervosité, entre autres).

**********

Rendu à l'unité de soins, monsieur Peter a beaucoup de difficulté à dormir. Il confie à l'infirmière qu'il craint que son cœur arrête de battre. Cependant, les médicaments qu'on lui a administrés procurent l'effet désiré, soit de régulariser son rythme cardiaque et de le ramener à une fréquence acceptable. Monsieur Peter dit être soulagé de voir sa condition se stabiliser et confie qu'il respectera scrupuleusement les consignes médicales et la médication prescrite. Il confirme à l'infirmière qu'il se sent beaucoup mieux : « *Maintenant que je sais ce que j'ai eu, j'ai beaucoup moins peur de mourir même si la sensation physique est des plus désagréables. Je ne paniquerai pas si ça se reproduit* » ajoute-t-il.

**L'infirmière de nuit aurait-elle raison de continuer le PTI en indiquant que le problème d'anxiété du client est résolu ?**

**Oui.** Elle n'aurait qu'à ajouter la date et l'heure de résolution du problème, et apposer ses initiales et sa signature à l'endroit requis sur le formulaire du PTI. Bien sûr, ses notes d'évolution devraient rapporter les propos du client quant à la diminution de ses appréhensions. Cela ferait foi des traces de continuité de la surveillance spécifique de l'anxiété de monsieur Peter.

---

### ANALYSE D'UNE SITUATION CLINIQUE

Monsieur Gabriel, 77 ans, est à l'unité de gériatrie suite à un début de perte d'autonomie causée principalement par de l'insuffisance cardiaque sévère, de l'emphysème et la maladie de Parkinson. Il est lucide. Malgré tout, il demande peu d'aide pour ses AVQ même si ça lui prend du temps. Les dernières notes d'évolution écrites par l'infirmière se lisent comme suit :

| | | |
|---|---|---|
| *2008-06-15* | *08:30* | *Essoufflé lors du déjeuner. Mange sans aide en 30 minutes. Se rend à la toilette par après, mais s'arrête et se tient après les meubles pour retrouver son souffle.* |
| | *09:15* | *Dit être essoufflé à 7/10 lors de ses soins d'hygiène. Refuse de prendre 0$_2$. Incapable de se pencher pour laver ses pieds. Œdème à godet des pieds et des chevilles. Cheville droite : 22 cm de circonférence, cheville gauche : 23 cm. Refuse d'être aidé et dit : « C'est décourageant de dépendre des autres comme ça ». Prend des pauses fréquentes pour mieux respirer. Tremblements des mains plus prononcés lorsqu'il est essoufflé. Se lave en 45 min.* |

10:00    *Assis au fauteuil, respire par la bouche, dit en entrecoupant ses paroles pour prendre une grande respiration : « Plus ça va, plus j'en perds. C'est difficile de me voir diminué comme ça ». Essoufflement à 6/10. Démonstration de la respiration par les lèvres pincées. Avisé de la pratiquer pendant qu'il fait un effort, comme se laver ou marcher, et non après avoir fait l'effort. L'exécute correctement après démonstration.*

11:45    *Conduit à la toilette par PAB. Respire par les lèvres pincées comme le PAB. Quand ce dernier lui dit que ça semble mieux aller avec ce type de respiration, il dit : « J'y arriverai jamais, c'est trop difficile ».*

Voici le PTI que l'infirmière a commencé pour monsieur Gabriel.

---

### Plan thérapeutique infirmier de monsieur Gabriel

#### Constat de l'évaluation :

2008-06-15    **1.** Essoufflement prononcé lors des AVQ.

               **2.** Baisse de l'estime de soi liée à la difficulté d'effectuer ses AVQ.

#### Suivi clinique – Directives infirmières

2008-06-15    **1.** Expliquer la respiration avec les lèvres pincées et quand l'utiliser.
Directive au plan de travail du préposé.

               **2.** Mettre l'accent sur ce qu'il peut faire de façon autonome.
Directive verbale à la conjointe, l'inf. aux. et au PAB.

---

**Quelles notes évolutives écrites par l'infirmière ont un lien avec…**

**A) Le premier constat d'évaluation ?**

▪ *Essoufflé lors du déjeuner ;*

▪ *Se rend à la toilette par après, mais s'arrête et se tient après les meubles pour retrouver son souffle ;*

▪ *Dit être essoufflé à 7/10 lors de ses soins d'hygiène ;*

▪ *Refuse de prendre $O_2$ ;*

▪ *Prend des pauses fréquentes pour mieux respirer ;*

▪ *Tremblements des mains plus prononcés lorsqu'il est essoufflé ;*

▪ *Assis au fauteuil, respire par la bouche, dit en entrecoupant ses paroles pour prendre une grande respiration… ;*

▪ *Essoufflement à 6/10.*

**B) Le deuxième constat d'évaluation ?**

▪ *Refuse d'être aidé et dit : « C'est décourageant de dépendre des autres comme ça » ;*

▪ *Dit en entrecoupant ses paroles pour prendre une grande respiration : « Plus ça va, plus j'en perds. C'est difficile de me voir diminué comme ça » ;*

▪ *Il dit : « J'y arriverai jamais, c'est trop difficile ».*

**Quelles notes évolutives montrent que les directives infirmières sont appliquées…**

**A) Pour le constat d'évaluation #1 ?**

▪ *Démonstration de la respiration par les lèvres pincées. Avisé de la pratiquer pendant qu'il fait un effort, comme se laver ou marcher, et non après avoir fait l'effort ;*

▪ *Respire par les lèvres pincées comme le PAB ;*

**B) Pour le constat d'évaluation #2 ?**

▪ *Quand ce dernier lui dit que ça semble mieux aller avec ce type de respiration...*

**Que manque-t-il dans les notes de l'infirmière qui contribuerait à vérifier si les problèmes identifiés dans les constats d'évaluation sont résolus ?**

On devrait retrouver la réaction de monsieur Gabriel aux directives appliquées. À la lecture des notes, on apprend qu'il exécute ce qu'on lui a enseigné, mais on ignore l'impact que la respiration avec les lèvres pincées a sur l'importance de son essoufflement. De même, lorsque le préposé souligne au client que *ça semble mieux aller avec ce type de respiration*, on ne sait pas comment il réagit à cette remarque.

L'implantation du plan thérapeutique infirmier dans les milieux de soins oblige déjà l'infirmière à reconsidérer son rôle dans l'évaluation clinique d'une situation de santé. Même si le PTI constitue en soi une note d'évolution distincte, cela n'exclut en rien l'importance des autres notes écrites par l'infirmière. Au contraire, les qualités inhérentes aux notes d'évolution s'en voient rehaussées, indépendamment de la méthode de rédaction utilisée. Il faudra inévitablement en renforcer la pertinence et la précision pour qu'elles soient complémentaires et congruentes avec le PTI. En définitive, ces deux instruments sont révélateurs d'une réelle continuité de soins.

# NOTES ET RÉFÉRENCES

1. Cette loi est mieux connue sous le nom de *Loi 90*.

2. *Loi sur les infirmières et infirmiers*. L.R.Q., c. I-8, à jour au 15 mai 2008, article 36.

3. L'abréviation *PTI* sera employée pour désigner le *plan thérapeutique infirmier*.

4. OIIQ. *L'intégration du plan thérapeutique infirmier à la pratique clinique*. 2006, p. 7.

5. *Ibid.*

6. *Ibid.*, p. 8 et 9.

7. MEUNIER, Charles. « À la trace », *Perspective infirmière*, vol. 5, n° 4, Mars/Avril 2008, p. 15-16.

8. Cf. pages 25 et 26.

9. Cette situation a été développée en collaboration avec Josée Bonnoyer, enseignante en soins infirmiers au cégep André-Laurendeau.

# CHAPITRE IX

# EXERCICES

Ce dernier chapitre comprend quelques exercices vous permettant de vérifier le degré d'intégration des notions étudiées dans les chapitres précédents. Ne consultez pas les explications, mais faites plutôt appel à ce que vous avez retenu.

## PREMIER EXERCICE

Il s'agit de faire une analyse critique des notes d'évolution ci-dessous. Tous les exemples comportent des lacunes, que ce soit sur le plan de leur pertinence, de leurs qualités, ou de leur formulation. Pour les trouver, vous n'avez pas besoin de connaître le contexte auquel ils font référence. Identifiez d'abord les éléments qui vous apparaissent inacceptables. Ensuite, précisez les arguments qui appuient votre jugement. Finalement, comparez votre essai avec les explications données. Une suggestion de correction vous est présentée. N'étant pas dans un contexte réel, les formulations corrigées sont inventées. Dans une situation réelle, elles seraient sans doute libellées différemment.

**Situation n° 1 – Une cliente de 30 ans avec un problème urinaire**

> *« 09:30 Se plaint de n'avoir pas uriné depuis hier soir. Encouragée à boire.*
>
> *11:00 Diurèse sur chaise d'aisance. Urine normalement. »*

**Situation n° 2 – Un client de 72 ans et ses autosoins d'hygiène personnelle**

> *« 8 h 45 Encourageons à ce qu'il se lave seul. Présente beaucoup de difficulté à le faire. »*

**Situation n° 3 – Une cliente de 83 ans présentant des troubles cognitifs**

> *« Confuse ++ et désorientée. Parle avec sa fille, circule au besoin avec elle. Complètement perdue, oublie tout. »*

**Explications des lacunes de chaque exemple**

**Situation n° 1 – Une cliente de 30 ans avec un problème urinaire**

*Se plaint de n'avoir pas uriné depuis hier soir.*

On ne sait pas depuis combien de temps exactement la personne n'a pas uriné. Pour montrer que l'infirmière a fait une évaluation générale de ce problème, il aurait été justifié d'ajouter les autres éléments vérifiés : présence ou non de globe vésical, tentatives infructueuses, etc.

*Encouragée à boire.*

Encourager la cliente à boire ne signifie pas qu'elle boit. Il est préférable de noter la quantité de liquide bu.

*Diurèse sur chaise d'aisance.*

La formulation est boiteuse. Le mot *diurèse* définit l'élimination urinaire dans son ensemble, qu'il s'agisse de la quantité des urines ou de leur composition. Il est donc plus juste d'employer le terme *miction* puisqu'il concerne l'acte d'uriner comme tel.

*Urine normalement.*

Qu'est-ce que cela veut dire ? Être capable d'uriner sans aide, en quantité suffisante ? On ne doit jamais tenir pour acquis que tout le monde a exactement la même perception d'un phénomène. Il vaut mieux être plus descriptif. Dans ce cas-ci, il est important de mesurer la miction, puisque la personne n'a pas uriné pendant une longue période de temps, et de décrire également l'aspect de l'urine.

Malgré ses faiblesses, cet exemple est complet. En effet, on y distingue l'énoncé d'un problème, les interventions effectuées et leur résultat.

---

**Note reformulée suggérée**

> *« 09:30 Aucune miction depuis hier soir à 21 heures 30. Globe vésical. Essaie d'uriner, incapable. Boit 200 ml d'eau.*
>
> *10:15 Levée. Miction de 450 ml dans chaise d'aisance, urine jaune clair. »*

---

**Situation n° 2 – Un client de 72 ans et ses autosoins d'hygiène personnelle**

*8 h 45.*

Ce n'est pas la bonne façon d'écrire l'heure. On doit toujours le faire selon la période des 24 heures. Seuls les deux-points ( : ) sont admis comme séparateurs entre les heures et les minutes dans une représentation numérique.

*Encourageons à ce qu'il se lave seul.*

Pour montrer l'évaluation du degré d'autonomie de la personne dans ses autosoins, il vaut mieux décrire ce qu'elle est **capable** ou **incapable** de faire. Telle qu'elle a été formulée, la note ne nous fournit pas ce renseignement.

*Présente beaucoup de difficulté à le faire.*

Quelle difficulté le client présente-t-il exactement ? Pour mieux connaître son évolution, il faudrait décrire les difficultés observées. Que veut dire le mot *beaucoup* ? Comment peut-on quantifier une difficulté ? Cela demeure une explication subjective, mais venant de la personne qui l'écrit, et non du client, comme cela devrait l'être.

---

**Note reformulée suggérée**

> *« 08:45 Commence à se laver seul. Incapable de tordre la débarbouillette. Veut se laver l'abdomen avant le visage. Oublie de savonner. Répète ses erreurs même après que je lui aie expliqué comment procéder. »*

---

**Situation n° 3 – Une cliente de 83 ans présentant des troubles cognitifs**

*Confuse ++ et désorientée.*

Le mot *confuse* peut suggérer une image négative de la cliente. Les ++ sont à proscrire puisqu'ils ne sont pas descriptifs d'une quantité. Comment peut-on évaluer le degré de confusion de quelqu'un ? Quand c'est pertinent, il est préférable de rapporter les propos de la personne ou de décrire les manifestations de son comportement. Il faut préciser les sphères de désorientation.

*Parle avec sa fille.*

Le fait de parler avec sa fille n'implique pas qu'elle la reconnaît.

*Circule au besoin avec elle. Complètement perdue, oublie tout.*

Puisque la cliente circule librement, on serait porté à déduire qu'elle est complètement perdue dans l'espace, qu'elle ne se situe pas dans les lieux. Est-ce vraiment ce qu'on veut dire ? Ne fait-on pas plutôt allusion à son état psychologique ? Il y a ambiguïté. Qu'est-il important de souligner dans ce que la cliente oublie ?

---

**Note reformulée suggérée**

> *« 14:00 Propos confus. Désorientée dans le temps et l'espace. Reconnaît sa fille, marche avec elle dans le corridor. Répète qu'on déménage sa chambre chaque jour et qu'elle ne la retrouve jamais. Dit qu'on a dessiné son nom sur la porte, reconnaît le pictogramme avec une rose. »*

Devinez le nom de la cliente.

---

## DEUXIÈME EXERCICE

Voici deux courts textes qui décrivent des situations fréquemment rencontrées en soins infirmiers. Exercez-vous à rédiger des notes courtes, mais précises et pertinentes. Faites une première lecture et identifiez les éléments que vous jugez bon de rapporter. Vous devez essayer de visualiser les situations pour tenter de les traduire en des termes simples. Écrivez ensuite une formulation claire et acceptable, puis comparez votre essai avec la suggestion. Sans être identique à la correction, votre note doit s'y rapprocher le plus possible.

**Situation n° 1 – Une cliente de 18 ans et son alimentation**

Karen est en isolation dans une chambre privée. Elle a une plaie infectée sur le devant de la cuisse gauche. Après le dîner, vers midi et demi, vous enlevez son plateau. Elle a mangé la moitié de ses légumes (elle n'aime pas beaucoup les haricots verts et les patates douces) et presque les trois quarts du pain de viande qui lui était servi. Elle n'a pas pris son dessert ni sa soupe, et a bu le tiers de son thé (la tasse contient environ 300 millilitres).

**Situation n° 2 – Un client de 70 ans, hémiplégique, marche avec un déambulateur**

Monsieur Martin est hémiplégique du côté gauche. Il recommence à marcher en utilisant un déambulateur sans roulettes. Vous le voyez dans le corridor. Il pousse sa marchette au lieu de la soulever. Il avance à petits pas en traînant son pied gauche toujours tourné vers l'extérieur. Pour éviter le plus possible de mettre le poids du corps sur sa jambe gauche, il avance la marchette puis saute sur son pied droit. Vous lui expliquez la bonne façon de marcher avec cette aide technique. Immédiatement après vos explications, il marche correctement, mais si vous n'insistez pas, il revient à sa mauvaise habitude.

**Suggestions de correction**

**Situation n° 1 – Une cliente de 18 ans et son alimentation**

> *« 12:30 Ne mange que la moitié de son plat principal. Boit env. 100 ml. »*

Il n'est pas nécessaire de préciser le type d'aliments ; la note n'a pas pour but de dresser un bilan alimentaire pour la diététiste. On pourrait éventuellement déduire que la cliente ne mange pas suffisamment, compte tenu de l'importance de manger des aliments riches en protéines à cause de sa plaie.

**Situation n° 2 – Un client de 70 ans, hémiplégique, marche avec un déambulateur**

> *« Circule dans le corridor avec sa marchette : la pousse au lieu de la soulever. Traîne son pied gauche en rotation externe, hésite à y mettre le poids du corps et saute sur sa jambe dr. Explications sur la bonne façon d'utiliser la marchette : s'exécute correctement tout de suite après, mais revient à son patron de marche si on n'insiste pas. »*

Êtes-vous en mesure de *voir* marcher le client en lisant cette correction ? Reconnaissez-vous le modèle suivant : description d'un problème, intervention appliquée et réponse du client ? Vous aurez remarqué que cette note est plus longue que celle de la première situation. Sans être moins claire, y aurait-il une meilleure formulation ?

## TROISIÈME EXERCICE

Le texte suivant décrit la situation d'une cliente de 38 ans ayant subi une hystérectomie. Elle en est à son premier jour postopératoire. Plusieurs éléments pertinents sont à consigner au dossier. Les évènements racontés se limitent à la période de l'avant-midi.

Pour vous exercer à écrire des notes d'évolution :

- lisez le texte en soulignant les points qui devraient être détaillés ;

- composez une note pour chacun des points importants identifiés ;

- utilisez les termes scientifiques adéquats ;

- ayez recours aux abréviations reconnues ;

- respectez les critères de pertinence, de précision, de concision, de clarté et de chronologie ;

- signez correctement.

Après avoir écrit vos notes, comparez votre essai avec la correction suggérée.

**Le premier jour postopératoire de madame Laurier**

À votre arrivée dans la chambre de la cliente vers 8 heures 10 le 28 juin 2006, vous voyez qu'elle serre les dents, qu'elle grimace et qu'elle retient sa respiration lorsqu'elle bouge dans son lit. Visiblement, elle est très souffrante. Elle vous confirme qu'elle a mal au ventre, là où on l'a opérée. Elle vous demande d'élever la tête du lit parce qu'elle se sent un peu étourdie. Elle transpire beaucoup et dit qu'elle ne se sent pas bien.

Le médecin a prescrit des injections, par voie intramusculaire, de mépéridine 50 milligrammes toutes les quatre heures, au besoin. Elle peut en recevoir une à 8 heures 30. Vous la lui administrez dans le muscle fessier gauche et vous inscrivez le médicament sur la feuille de *Profil pharmacologique*. Trente minutes plus tard, vous lui donnez un bain au lit et changez ses draps puisqu'elle préfère ne pas se lever au fauteuil maintenant. Elle vous dit qu'elle essaiera de le faire en après-midi, avouant qu'elle craint éprouver trop de douleur. Vous l'installez donc confortablement en position de décubitus latéral droit. Lorsque vous vérifiez ses signes vitaux à 10 heures, elle vous dit calmement qu'elle n'a plus de douleur et qu'elle est prête à essayer de se lever. Vers 10 heures 15, vous l'aidez à s'asseoir ; elle fait quelques pas, et peut rester assise pendant vingt minutes. Elle ne se plaint pas de fatigue après cette activité. Vers 11 heures, elle vous demande si elle peut boire. Comme cela lui est permis, vous lui donnez un berlingot de lait, boisson qu'elle apprécie beaucoup. Elle est souriante et détendue. Lorsqu'elle était assise au fauteuil, elle a fait des exercices d'inspirométrie. Quoiqu'elle ne se sente pas congestionnée, elle tousse, mais est incapable d'expectorer. « *Je ne sens pas que j'ai des sécrétions* », dit-elle. Lors de sa toilette personnelle, vous avez remarqué que son pansement abdominal n'était pas souillé. Comme elle n'a pas uriné depuis 23 heures hier soir, elle dit sentir sa vessie pleine et avoir très envie d'uriner. Vous constatez qu'elle n'a pas de globe vésical. Elle accepte de prendre le bassin de lit. Elle arrive à uriner à 11 heures 50. Vous dosez la miction : 325 millilitres d'urine jaune clair.

| NOTES D'ÉVOLUTION DE L'INFIRMIÈRE | | Renseignements selon la carte adressographe |
|---|---|---|
| Date | Heure | Observations et soins infirmiers |
| | | |
| | | |
| | | |
| | | |
| | | |
| | | |
| | | |
| | | |
| | | |
| | | |
| | | |
| | | |
| | | |
| | | |
| | | |

# FORMULATIONS SUGGÉRÉES

| NOTES D'ÉVOLUTION DE L'INFIRMIÈRE | | Renseignements selon la carte adressographe |
|---|---|---|
| Date | Heure | Observations et soins infirmiers |
| 2006-06-28 | 08:10 | Accuse doul. au site opératoire. Tendue, |
| | | faciès crispé, diaphorèse. Dit se sentir |
| | | étourdie. |
| | 08:30 | Analgésique I.M. QSEG. |
| | 09:30 | Installée en décubitus lat. dr. Pans. abd. |
| | | propre. |
| | 10:00 | Dit être soulagée. |
| | 10:15 | Levée au fauteuil env. 20 min. Tolère. |
| | | Inspirométrie : toux sèche. |
| | 11:00 | Boit 250 ml de lait. |
| | | N'a pas uriné depuis 23 heures hier soir. |
| | | Ø globe vésical. |
| | 11:50 | Miction de 325 ml, urine jaune clair. |
| | | Signature Ét. soins inf. |
| ************************************************************ | | |
| | 08:10 | Se plaint de dlr sévère au site opératoire. |
| | | Tendue, faciès crispé, diaphorèse. Se plaint |
| | | d'étourdissements. |
| | 08:30 | Reçoit mépéridine I.M. fesse gauche. |
| | 09:30 | Pans. abd. non souillé. Installée en |
| | | décubitus lat. dr. |
| | 10:00 | Ne se plaint plus de douleur. |
| | 10:15 | Levée au fauteuil 20 min. Exercices |
| | | resp. : toux sèche. |
| | 11:00 | Boit 250 ml de lait. Aucune miction depuis |
| | | 23 heures hier soir. Ø globe vésical. |
| | 11:50 | Miction de 325 ml, urine jaune clair. |
| | | Signature Ét. sc. inf. |

# LEXIQUE

L'emploi d'une terminologie spécifique est de rigueur pour arriver à rédiger des notes d'évolution qui répondent aux critères de précision et de concision. Cela démontre également un niveau de connaissances scientifiques propre à tout professionnel.

Loin d'être complète, la liste suivante renferme des mots couramment utilisés. Ils sont d'abord regroupés par sujet, puis par ordre alphabétique. Nous avons voulu les imager le plus possible pour en faciliter leur compréhension. Si vous essayez de les expliquer dans vos propres mots, vous les retiendrez plus aisément.

## Mouvements des membres et des articulations

**Abduction :** C'est un mouvement qui éloigne un membre de la ligne médiane du corps. Par exemple, le bras est en **abduction** lorsqu'on l'éloigne du corps, en le levant latéralement par rapport à l'articulation de l'épaule.

**Adduction :** C'est un mouvement qui rapproche un membre du plan médian du corps. Lorsqu'on ramène le bras qu'on a éloigné, on fait un mouvement d'**adduction**.

**Extension :** C'est un mouvement qui étend un membre en longueur. Lorsque la jambe est dépliée dans toute sa longueur, qu'elle est étendue, on dit qu'elle est en **extension**.

**Flexion :** C'est un mouvement qui consiste à plier un membre, tout en diminuant l'angle de l'articulation (coude, genou). Par exemple, le fléchissement de l'avant-bras sur le bras.

**Pronation :** Un mouvement de **pronation** est celui qui demande une rotation de l'avant-bras de l'extérieur vers l'intérieur, comme pour prendre quelque chose.

**Supination :** Un mouvement de **supination** est une rotation de l'avant-bras de l'intérieur vers l'extérieur. La main est ouverte, la paume vers le haut, comme pour supplier quelqu'un.

## Positions diverses

**Décubitus dorsal :** Lorsque le client est couché sur le dos, bien à plat, la tête et les épaules sur un petit oreiller, il est en position de **décubitus dorsal** (synonyme : *position de supination* ou *position supinée).*

**Décubitus latéral :** Dans la position de **décubitus latéral**, le client est allongé sur le côté, les deux bras en avant. La jambe de dessous repose légèrement fléchie, et la jambe de dessus est en flexion prononcée à la cuisse et au genou.

**Décubitus ventral :** Dans cette position, le client repose sur son abdomen, les jambes en extension, et la tête tournée de côté.

**Position de Fowler :** Dans cette position, le tronc est à un angle de 45 à 60 degrés par rapport à l'horizontale. Les genoux peuvent être fléchis ou non. Le client est en position **Fowler haute** quand l'angle de la tête de lit est supérieur à 60 degrés.

**Position semi-Fowler :** Cette position implique que la tête du client est soulevée de 25 à 30 degrés et que les genoux sont légèrement fléchis. On l'appelle aussi **position Fowler basse**.

**Position de Sims :** On l'appelle également **semi-latérale**. Le client est couché sur un côté, mais un avant-bras est placé derrière lui, et le haut de l'autre bras est fléchi à l'épaule et au coude, devant lui. Les jambes sont également fléchies en avant. Le poids du corps porte sur l'ilion antérieur, sur l'humérus et la clavicule.

## Manifestations de douleur

**Céphalée :** C'est une douleur projetée au niveau du crâne. En termes simples, c'est un mal de tête. (**N. B. Il faut en préciser la localisation.**)

**Douleur constante :** On dit qu'une douleur est **constante** ou **persistante** lorsqu'elle n'est pas soulagée par la prise de médicaments analgésiques.

**Douleur irradiante :** Elle peut se propager à d'autres régions que celle d'où elle émane. Par exemple, lorsque le client se plaint de douleur au thorax et qu'il a mal en même temps au bras gauche, on dit qu'il présente une douleur **qui irradie** ou **irradiante**. (**N. B. Il faut préciser l'endroit de l'irradiation.**)

**Douleur lancinante :** Elle se fait sentir par élancements aigus.

**Douleur pulsative :** Elle est perçue en relation avec les pulsations artérielles. Le client ressent la douleur comme les battements du pouls.

**Douleur sévère :** Elle est ressentie avec une grande intensité. Le client la décrit comme **forte**.

**Douleur soudaine :** Elle est vivement ressentie, alors qu'on ne s'y attend pas. Elle survient spontanément.

**Douleur sous forme de brûlure :** Le client la décrit comme s'il éprouvait une sensation de brûlure.

## Manifestations respiratoires

**Apnée :** C'est un arrêt plus ou moins prolongé de la respiration. La personne cesse de respirer pendant une période de temps plus ou moins longue. (**N. B. Il faut en mesurer la durée.**)

**Bradypnée :** C'est un ralentissement de la respiration. Quand le client a une fréquence respiratoire inférieure à 10 par minute, il présente de la **bradypnée**. (**N. B. Il faut préciser la fréquence.**)

**Dyspnée :** C'est la sensation subjective de gêne respiratoire. Le client a de la difficulté à respirer.

**Hyperpnée :** C'est l'exagération de l'amplitude des mouvements respiratoires. La respiration est très profonde.

**Orthopnée :** C'est une respiration difficile en position couchée, obligeant la personne à s'asseoir ou à rester debout.

**Polypnée :** C'est l'accélération des mouvements respiratoires au-delà de 24 par minute. On peut également utiliser le terme **tachypnée**. (**N. B. Il faut préciser la fréquence.**)

**Respiration Cheyne-Stokes :** Elle est caractérisée par une dyspnée croissante et décroissante alternant avec des périodes d'apnée. L'amplitude respiratoire augmente progressivement jusqu'à devenir très profonde, puis elle diminue graduellement pour redevenir superficielle. Cette séquence est suivie d'un arrêt de la respiration avant de recommencer son cycle.

**Respiration haletante :** Elle est saccadée, comme quand on est essoufflé et hors d'haleine. Après une activité physique intense, quand on cherche à retrouver son souffle, on a une respiration **haletante**.

**Respiration Kussmaul :** Elle est caractérisée par une longue inspiration suivie d'une pause, avant une expiration brève. Elle est aussi suivie d'une pause avant de recommencer son cycle.

**Respiration profonde :** C'est une respiration de grande amplitude. Le volume d'air introduit dans les poumons est augmenté.

**Respiration stertoreuse :** Elle est caractérisée par un ronflement bruyant à l'inspiration et à l'expiration.

**Respiration superficielle :** L'amplitude des mouvements respiratoires est diminuée. La respiration est peu profonde puisque le volume d'air inspiré et expiré est moindre qu'à l'état normal.

**Sécrétions aqueuses :** La description des expectorations se base sur leur aspect. Si elles sont claires et transparentes, sans couleur et de consistance liquide, elles sont **aqueuses** et **fluides**. C'est le type de sécrétions qu'on observe quand on a le rhume et qu'on se mouche fréquemment. Elles ont l'aspect de l'eau.

**Sécrétions épaisses :** Des sécrétions **épaisses** rappellent l'aspect du mucus et sont opaques, de consistance ferme et compacte (synonyme : **sécrétions muqueuses**).

**N. B. Il est important de préciser la couleur des sécrétions expectorées.** Elles peuvent être blanchâtres, brunâtres, de couleur rouille, jaunâtres, noirâtres, rosées, verdâtres.

**Tirage :** C'est une dépression des tissus mous du thorax qui se produit à l'inspiration quand l'entrée de l'air dans les poumons est empêchée. On voit un creux se former entre les côtes quand le client inspire. (**N. B. Il faut préciser la localisation :** intercostal, sous-costal, sus-claviculaire, sus-sternal, sous-sternal.)

| | |
|---|---|
| **Toux grasse :** | La toux provoque une expectoration abondante de sécrétions. Elle est qualifiée de **productive** quand le client réussit à cracher après avoir toussé. |
| **Toux quinteuse :** | Elle se caractérise par une inspiration suivie de secousses expiratoires. La personne tousse à plusieurs reprises après n'avoir pris qu'une seule inspiration. |
| **Toux rauque :** | Elle est plus ou moins éteinte, enrouée, un peu comme lorsqu'on a une extinction de voix après une laryngite. On utilise souvent l'expression **avoir une toux creuse** pour désigner une **toux rauque**. |
| **Toux sèche :** | Elle ne produit pas d'expectorations. La personne tousse, mais cela n'amène pas de sécrétions à la bouche. |
| **Wheezing :** | C'est un bruit respiratoire entendu comme un sifflement, signe d'une obstruction au passage de l'air. Ce sifflement ressemble un peu au bruit du vent un soir de tempête. |

## Manifestations touchant la fonction digestive

| | |
|---|---|
| **Vomissement alimentaire :** | Il contient des particules d'aliments non digérés facilement identifiables. Habituellement, le client vomit peu de temps après le repas. |
| **Vomissement bilieux :** | La personne vomit un liquide épais et visqueux, d'une couleur allant du jaune au |

|  |  |
|---|---|
|  | brun ou vert, laissant un goût âcre dans la bouche. |
| **Vomissement en jet :** | Il est subit et se produit en fusée. Il n'est pas précédé de nausées. Il survient sans avertissement, et l'expulsion du contenu de l'estomac se produit avec plus de force que dans un vomissement ordinaire où il y a des nausées. |
| **Vomissement fécaloïde :** | Il est formé d'un liquide brunâtre, d'odeur fétide et mélangé de matières fécales. |

## Manifestations cutanées

|  |  |
|---|---|
| **Cyanose :** | C'est une coloration bleuâtre de la peau. Les téguments perdent leur teinte normale pour devenir bleutés. |
| **Diaphorèse :** | C'est l'abondance de la transpiration. |
| **Ecchymose :** | C'est une tache tantôt noire, tantôt brune, devenant verdâtre puis jaunâtre, qui résulte de l'infiltration du sang dans les tissus. Elle disparaît après quelques jours. |
| **Faciès pâle :** | C'est l'expression utilisée pour décrire un visage qui a perdu sa couleur vive, qui n'a pas sa coloration habituelle. |
| **Macule :** | C'est une tache rouge de la peau, de dimensions variables pouvant aller jusqu'à 1 cm, et ne faisant pas saillie. Elle ne se présente pas soulevée comme la pustule et la vésicule. |
| **Œdème :** | C'est l'accumulation de liquide dans le compartiment interstitiel d'un tissu. Comme le liquide s'accumule entre les cellules et les fibres, cela amène un gonflement observable et donne un aspect lisse à la peau. On utilise l'adjectif **œdémateux** pour désigner un membre présentant de l'œdème. |

**Œdème à godet :** C'est un type d'œdème où l'empreinte du doigt reste imprégnée quelques secondes sur une partie du corps œdémateuse.

**Papule :** C'est une élévation de la peau, de forme variable, dont les dimensions vont d'un petit point à la grosseur d'une lentille (< 0,5 cm). Elle ne renferme pas de liquide.

**Pétéchies :** Ce sont de très petites taches rouge violacé, de la dimension d'une tête d'épingle et ne faisant pas saillie à la surface de la peau. Elles résultent d'une hémorragie cutanée.

**Phlyctène :** C'est l'accumulation de liquide transparent dans une bulle au niveau de l'épiderme. Dans le langage commun, on dit que c'est une **ampoule**.

**Prurit :** C'est une sensation de démangeaison vive amenant la personne à se gratter.

**Pustule :** C'est un soulèvement de la peau, hémisphérique et parfois douloureux, contenant un liquide purulent. Un bouton d'acné est un exemple de **pustule**.

**Teint ictérique :** C'est la coloration jaune des téguments, que ce soit prononcé ou non.

**Teint terreux :** Il rappelle la couleur de la terre glaise. La personne a un faciès grisâtre et pâle.

**Vésicule :** C'est un petit soulèvement de la peau, lequel contient un liquide séreux, c'est-à-dire jaunâtre et transparent. Elle est beaucoup plus petite qu'une phlyctène.

## Manifestations touchant les fonctions d'élimination

**Flatulence :** C'est la présence de gaz dans l'intestin. Le client a le ventre distendu comme un ballon (ballonnement).

**Incontinence urinaire ou fécale :** C'est l'incapacité pour la personne de retenir ses urines ou ses selles.

| | |
|---|---|
| **Selles pâteuses :** | Des selles diarrhéiques sont liquides. Cependant, des selles **pâteuses** ont une consistance plutôt molle, intermédiaire entre le liquide et le solide. |

## Types de pulsation

| | |
|---|---|
| **Bradycardie :** | C'est le ralentissement de la fréquence cardiaque en dessous de 60 battements à la minute. Le terme **bradycardie** ne dit pas quelle est la fréquence cardiaque exacte. Il faut donc la préciser. |
| **Pouls bondissant :** | Il se caractérise par une amplitude exagérée et est perçu fortement. |
| **Pouls filant :** | Il donne l'impression d'un fil en vibration ; son amplitude est faible. |
| **Pouls irrégulier :** | C'est lorsque les battements cardiaques se succèdent à intervalles inégaux. L'espace entre chaque pulsation perçue n'est pas de la même longueur. |
| **Pouls régulier :** | La pulsation est régulière lorsque les battements cardiaques sont perçus avec régularité pendant une certaine période. |
| **Tachycardie :** | C'est l'accélération des battements cardiaques au-dessus de 100 par minute, indépendamment de la régularité du rythme. Comme pour la bradycardie, on doit préciser la fréquence exacte. |

## LOCALISATION DES MANIFESTATIONS OBSERVÉES

Lorsqu'elle procède à un examen clinique, l'infirmière recueille des données par l'inspection, l'auscultation, la percussion et la palpation. Comme il est important de localiser certaines manifestations, qu'elles soient objectives ou subjectives, voici une liste de mots permettant de les situer précisément. Même si elle n'est pas complète, elle est suffisamment détaillée pour que vous puissiez vous en servir pour compléter la description d'une céphalée, d'une douleur, d'une plaie, d'une ecchymose, d'une éruption cutanée, etc.

| | |
|---|---|
| **TÊTE** | Arcade sourcilière droite, gauche ; |
| | Joue droite, gauche ; |
| | Menton ; |
| | Narine droite, gauche ; |
| | Oreille (lobe, pavillon, tragus) droite, gauche ; |
| | Région frontale, temporale droite ou gauche, pariétale, occipitale ; |
| | Rétro-orbitaire. |
| **BOUCHE** | Gencive inférieure, supérieure ; |
| | Langue, partie antérieure, postérieure, latérale droite, gauche ; |
| | Lèvre inférieure, supérieure ; |
| | Muqueuse buccale, côté droit, gauche ; |
| | Palais dur, mou ; |
| | Région sublinguale. |
| **COU** | Nuque ; |
| | Région cervicale antérieure ; |
| | Région latérale droite, gauche. |
| **THORAX** | Région sternale, sus-sternale, sous-sternale, intercostale, sous-costale, sus-claviculaire ; |
| | Thorax inférieur, supérieur, droit, gauche. |
| **POUMONS** | Lobe inférieur, moyen, supérieur droit ; |
| | Lobe inférieur, supérieur gauche. |
| **DOS** | Entre les omoplates ; |
| | Omoplate droite, gauche ; |
| | Région lombaire. |
| **BRAS** | Aisselle (ou creux axillaire) ; |
| | Avant-bras droit, gauche ; |
| | Épaule droite, gauche ; |
| | Pli du coude ; |
| | Poignet ; |
| | Tiers inférieur, moyen, supérieur. |
| **MAIN** | Dessus de la main ; |
| | Doigt (préciser lequel ou lesquels) ; |
| | Espace interdigital ; |
| | Ongle ; |
| | Paume. |

| **ABDOMEN** | Épigastre ; |
| | Flanc droit, gauche ; |
| | Fosse iliaque (ou région inguinale) droite, gauche ; |
| | Hypocondre droit, gauche ; |
| | Région ombilicale ; |
| | Région sus-pubienne. |
| **BASSIN** | Hanche droite, gauche ; |
| | Pli inguinal droit, gauche. |
| **SIÈGE** | Fesse droite, gauche ; |
| | Pli interfessier ; |
| | Région coccygienne ; |
| | Région péri-anale ; |
| | Région périnéale. |
| **CUISSE** | Face antérieure, postérieure, latérale droite ou gauche ; |
| | Tiers inférieur, moyen, supérieur. |
| **GENOU** | Creux poplité ; |
| | Face antérieure ; |
| | Face latérale interne, externe. |
| **JAMBE** | Cheville droite, gauche ; |
| | Face antérieure ; |
| | Mollet droit, gauche ; |
| | Tiers inférieur, moyen, supérieur. |
| **PIED** | Dessus du pied ; |
| | Espace entre les orteils ; |
| | Malléole externe, interne ; |
| | Orteil (préciser lequel ou lesquels) ; |
| | Plante ; |
| | Talon droit, gauche. |
| **POULS** | Apical ; |
| | Brachial ; |
| | Carotidien ; |
| | Fémoral ; |
| | Pédieux ; |
| | Poplité ; |
| | Radial ; |
| | Tibial. |

# ANNEXES

## ANNEXE I - Feuilles de dossier

Feuille 1.  Observations de l'infirmière

Feuille 2.  Paramètres fondamentaux

Feuille 3.  Paramètres supplémentaires

Feuille 4.  Ordonnances du médecin

Feuille 5.  Ordonnances du médecin

Feuille 6.  Ordonnances médicales

Feuille 7.  Notes d'évolution

Feuille 8.  Observation médicale – Anamnèse

Feuille 9.  Observation médicale – Examen physique

Feuille 10. Inhalothérapie

Feuille 11. Balance liquidienne

Feuille 12. Grille de surveillance des signes neurologiques

Feuille 13. Nutrition clinique

Feuille 14  Consultation médicale

Feuille 15  Requête de services professionnels

Feuille 16  Formule de consentement

Feuille 17  Notes d'observation

## ANNEXE II - Liste des abréviations et des symboles

# ANNEXE I

**Feuille 1.    Observations de l'infirmière**

Sur la feuille d'*observations*, l'infirmière inscrit des notes concernant la condition globale du client, les interventions de soins qu'elle pose et les résultats qu'elle constate. La présentation de cette feuille peut varier selon les milieux et selon la méthode d'organisation des observations utilisée.

## Feuille 2.    Paramètres fondamentaux

On y inscrit les valeurs des signes vitaux. Dans d'autres milieux, les mêmes données sont représentées sous forme graphique. La masse et la taille ainsi que l'évaluation quotidienne des fonctions d'élimination y sont également ajoutées.

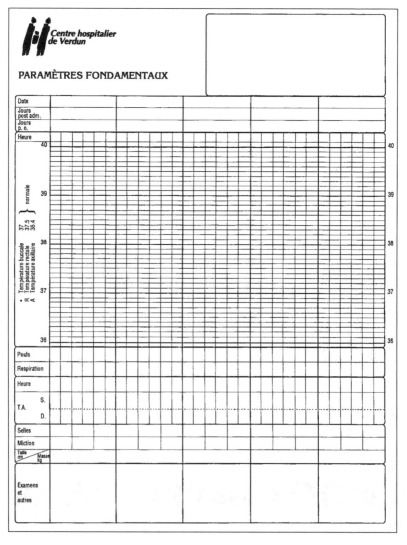

**Feuille 3.    Paramètres supplémentaires**

Ces deux feuilles sont complétées par l'infirmière. Selon l'état de santé du client, elle y enregistre les éléments qu'elle doit évaluer plus spécifiquement et plus fréquemment : signes vitaux q. 15 min par exemple, glycémie capillaire, décompte des selles, etc.

**Centre hospitalier de Verdun**

## PARAMÈTRES SUPPLÉMENTAIRES

| DATE | HEURE | | | | | |
|------|-------|--|--|--|--|--|
| | | | | | | |
| | | | | | | |
| | | | | | | |
| | | | | | | |
| | | | | | | |
| | | | | | | |
| | | | | | | |
| | | | | | | |
| | | | | | | |
| | | | | | | |
| | | | | | | |
| | | | | | | |
| | | | | | | |
| | | | | | | |
| | | | | | | |
| | | | | | | |
| | | | | | | |
| | | | | | | |
| | | | | | | |
| | | | | | | |
| 3000525 | | | | | | |

## Feuille 4.    Ordonnances du médecin

Le médecin prescrit les médicaments sur cette feuille d'*ordonnances*, laquelle est acheminée au service de la pharmacie où l'on voit à remplir la prescription. À l'occasion, l'infirmière peut être appelée à y noter une ordonnance téléphonique.

202

**Feuille 5.    Ordonnances du médecin**

Cette seconde feuille d'*ordonnances* contient toutes les prescriptions médicales, à l'exception des médicaments. Par exemple, les examens de laboratoire, de radiologie, de médecine nucléaire, les solutés, les demandes de consultation médicale, etc. À l'occasion, l'infirmière peut être appelée à y noter une ordonnance téléphonique.

```
┌──────────────────────────────────────────────────────────────┐
│  Centre hospitalier          ┌──────────────────────────────┐ │
│  de Verdun                   │                              │ │
│                              │                              │ │
│                              │                              │ │
│                              └──────────────────────────────┘ │
│  ┌──────────┐  ┌─────────────────────────────────────────┐   │
│  │   DATE   │  │ L'hopital n'est pas responsable des       │   │
│  └──────────┘  │ prescriptions non signées.                │   │
│                                                                │
│                                                                │
│                                                                │
│                                                                │
│                                                                │
│                                                                │
│  3000520          ORDONNANCES DU MÉDECIN                       │
└──────────────────────────────────────────────────────────────┘
```

# Feuille 6.    Ordonnances médicales

Un autre exemple de feuille où le médecin fait ses prescriptions.

| **ORDONNANCES MÉDICALES** | | |
|---|---|---|
| Nom de l'établissement _____ | Date de naissance — Année Mois Jour / N° chambre / N° de dossier | |
| | Nom et prénom à la naissance | |
| | Nom usuel ou nom du conjoint | |
| Allergie médicamenteuse : _____ | Adresse | |
| | Code postal / Téléphone rés. rég. / Sexe M ☐ F ☐ | |
| Grossesse : oui ☐ non ☐ non déterminée à ce jour ☐ | N° d'assurance maladie / Nom du médecin traitant | |

| Date et heure<br>Année Mois Jour | | Notes du pharmacien |
|---|---|---|
| | | |
| | | |
| | | |
| | | |
| | | |
| | | |
| | | |
| | | |
| | | |
| | | |
| | | |
| | | |
| | | |
| | | |
| | | |
| | | |
| | | |
| | | |
| | | |
| | | |
| | | |
| | | |
| | | |
| | | |
| | | |
| AH-251-2 (rév. 99-10) | ORDONNANCES MÉDICALES | Pagination _____ |

## Feuille 7.    Notes d'évolution

Cette feuille de *notes d'évolution* est complétée par le médecin. Il y consigne ses observations sur la condition clinique du client, montrant ainsi l'évolution globale de la maladie et des effets des traitements médicaux.

| | NOTES D'ÉVOLUTION | |
|---|---|---|
| NOM DE L'ÉTABLISSEMENT _____ | | |

| DATE | NOTES ET SIGNATURES |
|---|---|
| Année    Mois    Jour | |
| | |
| | |
| | |
| | |
| | |
| | |
| | |
| | |
| | |
| | |
| | |
| | |
| | |
| | |
| | |
| | |
| | |
| | |
| | |
| | |
| | |
| | |
| | |
| | |
| | |
| | |
| | |

AH-253-4 (rév. 99-10)                                    NOTES D'ÉVOLUTION

# Feuille 8.    Observation médicale – Anamnèse

Cette feuille est remplie par le médecin. Il y note les informations concernant l'historique médical du client : problème actuel, antécédents médicaux personnels et familiaux. Les données sont organisées selon les systèmes biologiques.

**OBSERVATION MÉDICALE**
**ANAMNÈSE**

Nom de l'établissement _____

| | Année | Mois | Jour |

Date de l'examen _____

Heure de l'examen _____

Raison d'admission :

Histoire de la maladie actuelle :

Antécédents familiaux :

Antécédents personnels :

Habitudes :

Allergies médicamenteuses et autres :

Corticothérapie actuelle :   ☐ oui   ☐ non
Si oui, spécifier :

AH-254-5 (rév. 99-10)              **OBSERVATION MÉDICALE**
                                   **ANAMNÈSE**                    VERSO ⟶

**BILAN DES FONCTIONS**

Système nerveux :

Sphère O.R.L.O. :

Appareil respiratoire :

Appareil circulatoire :

Tube digestif :

Appareil urinaire :

| | Année | Mois | Jour |
|---|---|---|---|

Appareil génital :  ........... pare  ...........geste     Date des dernières menstruations :  |   |   |   |   |   |   |

Appareil locomoteur :

Glandes endocrines :

Téguments :

État psychique :

_____
Signature

## Feuille 9.  Observation médicale – Examen physique

Quand le médecin procède à une évaluation physique du client, par inspection, auscultation, percussion, palpation, il inscrit les informations recueillies sur la feuille d'*examen physique*. Les données sont organisées selon les parties du corps.

OBSERVATION MÉDICALE
EXAMEN PHYSIQUE

Nom de l'établissement _____

| | Année | Mois | Jour |
Date de l'examen _____ | | | | | |

Heure de l'examen _____

EXAMEN PHYSIQUE

Taille :      Masse :        T.A. :        Pouls :        Respiration :

Apparence générale :

Téguments :

Tête (cuir chevelu, yeux, O.R.L.) :

Cou :

Thorax et poumons :

Seins :

Coeur :

AH-254B-5 (rév. 99-10)

OBSERVATION MÉDICALE
EXAMEN PHYSIQUE

VERSO ⟶

208

Abdomen :

Organes génito-urinaires :

Toucher rectal :

Colonne et membres :

Examen neurologique :

Impression diagnostique :

Signature _____

_____

209

## Feuille 10. Inhalothérapie

Quand le client reçoit des traitements respiratoires, l'inhalothérapeute consigne ses observations de la condition respiratoire sur cette feuille.

| | | | | | | | | |
|---|---|---|---|---|---|---|---|---|

Nom de l'établissement _____

Diagnostic médical

| Date | | | Heure | Represcrit | | | Heure |
|---|---|---|---|---|---|---|---|
| Année | Mois | Jour | | Année | Mois | Jour | |

Ordonnance(s) initiale(s)

Nombre de jours : _____   Fréquence : _____   **Urgent** ☐

Nom du médecin requérant _____

Réanimation cardio-respiratoire ☐

| | |
|---|---|
| Aérosol doseur ☐ | Spirométrie incitative ☐ |
| Aérosol ☐ | Rééducation respiratoire ☐ |
| Nébulisation par ultrason ☐ | Drainage postural ☐ |
| Débit de pointe ☐ | Clapping/vibrations ☐ |
| prédite _____ L/M | Aspiration ☐ |
| Débits expiratoires forcés ☐ | Exp. provoquées (diag.) ☐ |

Canule nasale _____ Litre ☐
$SaO_2$ ☐  $ETCO_2$ ☐
Croupette ☐
Masque $O_2$ _____ % ☐
TRANSFERT : int. ☐ ext. ☐
Haute humidité _____ % ☐

Autres (préciser) :

**SYMBOLES :** ⋈ Nul | + peu | + + modérément | + + + beaucoup | Ñ Normal | ✔ Diminué | ↗ Augmenté

| Date Heure | Traitement méd./dosage | Toux | Expec- toration | DYSPNÉE | | MURMURE VÉSICULAIRE | | Observations, identification et signature de l'inhalothérapeute ou autre professionnel, professionnelle le cas échéant |
|---|---|---|---|---|---|---|---|---|
| | | | | PRÉ | POST | PRÉ | POST | |
| | | | | | | | | |
| | | | | | | | | |
| | | | | | | | | |
| | | | | | | | | |
| | | | | | | | | |
| | | | | | | | | |
| | | | | | | | | |
| | | | | | | | | |
| | | | | | | | | |
| | | | | | | | | |
| | | | | | | | | |
| | | | | | | | | |
| | | | | | | | | |

☐ À SUIVRE
☐ CESSÉ :  **Motifs :** Congé ☐  Rx terminée ☐  Décès ☐ _____

Signature _____

| Date | | |
|---|---|---|
| Année | Mois | Jour |

**N.B. :** 1° Suite au verso si nécessaire   2° Enlever le carbone et le carton avant de remplir le verso

AH-282-3 (rev. 99-10)      **INHALOTHÉRAPIE Demande de traitement**      **DOSSIER DE L'USAGER**

210

## Feuille 11. Balance liquidienne

L'infirmière y note les quantités de liquides ingérés et excrétés par le client.

**Centre hospitalier de Verdun**

# BALANCE LIQUIDIENNE

| VOIES | | DATE: | JOUR 7h30-15h30 | SOIR 15h30-23h30 | NUIT 23h30-07h30 | TOTAL DES 24 H |
|---|---|---|---|---|---|---|
| **I N G E S T A** | O R A L E | BUCCALE : | | | | |
| | | GAVAGE : | | | | |
| | P A R E N T É R A L E | | | | | |
| | | | | | | |
| | | | | | | |
| | | | | | | |
| | | | | | | |
| | | **TOTAL DES 8 HEURES** | | | | |
| **E X C R E T A** | U R I N A I R E | MICTION LIBRE : | | | | |
| | | CATHÉTÉRISME (C)   RÉSIDU (R) | | | | |
| | | SONDE VÉSICALE À DEMEURE | | | | |
| | | SONDE SUS-PUBIENNE | | | | |
| | A U T R E S | DRAINAGE GASTRO-INTESTINAL | | | | |
| | | | | | | |
| | | **TOTAL DES 8 HEURES** | | | | |
| | N O M B R E | SELLES DIARRHÉIQUES | | | | |
| | | INCONTINENCE URINAIRE / MICTION PERDUE | | | | |
| | | DIAPHORÈSE: LÉGÈRE-MOYENNE-PROFUSE | | | | |

| DOSAGE HORAIRE | JOUR | | | | | | SOIR | | | | | | NUIT | | | | | |
|---|---|---|---|---|---|---|---|---|---|---|---|---|---|---|---|---|---|---|
| | HEURE | ING. | EXC. | HEURE | ING. | EXC. | HEURE | ING. | EXC. | HEURE | ING. | EXC. | HEURE | ING. | EXC. | HEURE | ING. | EXC. |
| | 08h30 | | | 12h30 | | | 16h30 | | | 20h30 | | | 00h30 | | | 04h30 | | |
| | 09h30 | | | 13h30 | | | 17h30 | | | 21h30 | | | 01h30 | | | 05h30 | | |
| | 10h30 | | | 14h30 | | | 18h30 | | | 22h30 | | | 02h30 | | | 06h30 | | |
| | 11h30 | | | 15h30 | | | 19h30 | | | 23h30 | | | 03h30 | | | 07h30 | | |

3000527

211

**Feuille 12.   Grille de surveillance des signes neurologiques**

L'évaluation des signes neurologiques et de l'état de conscience, selon l'échelle de Glasgow, est enregistrée sur cette feuille.

**CENTRE HOSPITALIER ANGRIGNON**
*PAVILLON VERDUN*

*Grille de surveillance*
*des signes neurologiques*

| | | | | Date / Heure | | | | | | | | | | | | | | | | | | | |
|---|---|---|---|---|---|---|---|---|---|---|---|---|---|---|---|---|---|---|---|---|---|---|---|
| _____Mois _____Année | | | | | | | | | | | | | | | | | | | | | | | |

**ÉTAT DE CONSCIENCE**

| | | | | |
|---|---|---|---|---|
| Ouverture des yeux | Spontanée | 4 | |
| F- yeux fermés par l'oedème | À la parole | 3 | |
| | À la douleur | 2 | |
| | Aucune réponse | 1 | |
| Réponse verbale | Orienté | 5 | |
| | Désorienté | 4 | |
| | Paroles inappropr. | 3 | |
| T - Tube endotrachéal-Trachéotomie | Sons incompréhensibles | 2 | |
| | Aucune réponse | 1 | |
| Réponse motrice | Obéit au commandement | 6 | |
| | Localise la douleur | 5 | |
| | Flexion-retrait à la douleur | 4 | |
| | Flexion anormale (décortication) | 3 | |
| | Extension anormale (décérébration) | 2 | |
| | Aucune réponse | 1 | |
| Total de l'échelle de Glasgow | | (3-15) | |

**PUPILLE**

| | | |
|---|---|---|
| Diamètre en millimètre | Gauche | |
| I: Irrégulière | Droite | |
| Réaction N: Normale L: Lente   F: fixe | Gauche | |
| | Droite | |

**MOTRICITÉ**

| | | |
|---|---|---|
| V: Mouvements vigoureux | Hémiface gauche | |
| | Hémiface droite | |
| F: Diminution de la force des mouvements | Membre sup. Gauche | |
| | Membre sup. Droit | |
| A: Absence de mouvements | Membre inf. Gauche | |
| | Membre inf. Droit | |
| INITIALES | | |

GRILLE DE SURVEILLANCE
DES SIGNES NEUROLOGIQUES                         DOSSIER DU BÉNÉFICIAIRE

620 00317

## Feuille 13.  Nutrition clinique

La diététiste utilise cette feuille pour y noter ses remarques concernant la diète du client.

```
┌─────────────────────────────────────────────────────────────────────┐
│      V I L L A  M E D I C A                                           │
│      H ô p i t a l   d e   r é a d a p t a t i o n                     │
│                                                                        │
│   Nutrition clinique                                                   │
│   Notes d'évolution                                                    │
│                                                                        │
│  Diagnostic principal :_____    │
│                                                                        │
│  Antécédents :_____     │
│                                                                        │
│  Date : _____  Poids : _____ (à l'admission)  Date de naissance : _____ │
│  Taille : _____  Perte de poids : _____  Gain : _____  Stable : _____ │
│  Régime : _____     │
│  Enseignement : _____     │
└─────────────────────────────────────────────────────────────────────┘
```

| Date A / M / J | Notes d'évolution |
|---|---|
|  |  |
|  |  |
|  |  |
|  |  |
|  |  |
|  |  |
|  |  |
|  |  |
|  |  |
|  |  |
|  |  |
|  |  |
|  |  |
|  |  |
|  |  |
|  |  |
|  |  |

Rév. 2001-12 D.M. Hôpital Villa Médica          Nutrition clinique - Notes d'évolution

## Feuille 14. Consultation médicale

Quand le médecin traitant a besoin de l'opinion d'un ou d'une collègue spécialiste à propos d'un aspect précis de la maladie du client, il en fait la demande sur cette feuille. Le médecin consulté y détaille son évaluation spécifique et y fait ses suggestions.

214

## Feuille 15. Requête de services professionnels

Selon les milieux, cette feuille peut être utilisée quand l'état du client requiert des services professionnels particuliers : service social, évaluation en orthophonie ou en audiologie, service de soins palliatifs, etc.

# Feuille 16.   Formule de consentement

Sur cette feuille de *consentement*, le client, ou une personne autorisée, donne son approbation écrite à une intervention chirurgicale, à une anesthésie, à un examen diagnostic particulier. De même, il peut y signifier son refus de subir un traitement ou un examen, ou son intention de quitter l'établissement de santé contre l'avis de son médecin traitant.

**FORMULE DE CONSENTEMENT**
**(C.H.) (C.L.S.C.)**

| | |
|---|---|
| 1. | Consentement général |
| 2. | Consentement à une intervention chirurgicale |
| 3. | Consentement à une intervention chirurgicale stérilisante |
| 4. | Consentement à l'anesthésie |
| 5A, 5B. | Consentement à des examens ou traitements particuliers |
| 6A, 6B. | Refus de subir un examen ou un traitement particulier |
| 7. | Départ sans congé |

*N.B. :   On doit s'assurer que les signataires de cette formule sont autorisés à le faire conformément aux textes législatifs en vigueur. Et le cas échéant, prière de mentionner à quel titre (curateur ou titulaire de l'autorité parentale) la personne est autorisée à signer.*

**1- CONSENTEMENT GÉNÉRAL** *(à remplir à l'admission)*

Nom de l'établissement

J'autorise les médecins, les dentistes et les membres du personnel traitant à me dispenser les soins ou services nécessaires. De plus, j'autorise l'établissement ainsi que les médecins, les dentistes et les membres du personnel traitant à fournir au ministère de la Santé et des Services sociaux les renseignements nécessaires sur la présente hospitalisation, et à la Régie de l'assurance-maladie du Québec, les renseignements nécessaires pour exercer les recours prévus à l'article 10 de la Loi sur l'assurance-hospitalisation ou, à l'article 78 de la Loi sur les services de santé et les services sociaux et modifiant diverses dispositions législatives et à l'article 151 de la Loi sur les services de santé et les services sociaux pour les autochtones, cris et inuits.   Les renseignements transmis au MSSS et à la RAMQ sont régis par la Loi sur l'accès aux documents des organismes publics et sur la protection des renseignements personnels et par la Loi sur l'assurance-maladie.

| Date | Année | Mois | Jour | Signataire : usager ou personne autorisée | Témoin à la signature |
|---|---|---|---|---|---|

**2- CONSENTEMENT À UNE INTERVENTION CHIRURGICALE**

J'autorise le docteur _____ à pratiquer l'intervention chirurgicale qui comprend la

ou les opérations indiquées ci-après. _____
Spécifier type d'intervention

Je reconnais avoir été informé-e de la nature et des risques ou effets possibles de l'intervention indiquée ci-dessus.
J'autorise toute autre opération non prévisible mais qui s'avèrerait nécessaire lors de cette intervention chirurgicale et pour laquelle il serait alors impossible d'obtenir mon consentement.
J'autorise également l'établissement à disposer des tissus ou organes prélevés.

| Date | Année | Mois | Jour | Signataire : usager ou personne autorisée | Témoin à la signature |
|---|---|---|---|---|---|
| Date | Année | Mois | Jour | * Contresignataire : médecin ou dentiste responsable de l'intervention | Témoin à la signature |

**3- CONSENTEMENT À UNE INTERVENTION CHIRURGICALE STÉRILISANTE**

J'autorise le docteur _____ à pratiquer l'intervention chirurgicale qui comprend la

ou les opérations indiquées ci-après. _____
Spécifier type d'intervention

Je reconnais avoir été informé-e de la nature et des risques ou effets possibles de l'intervention indiquée ci-dessus.
Je reconnais que la nature de l'intervention proposée et les conséquences qu'elle comporte m'ont été expliquées par le

docteur _____ et qu'elle est faite dans le but de me rendre stérile.  Toutefois, j'ai été informé-e que cette intervention n'assure pas la stérilité dans tous les cas et aucune garantie en ce sens ne m'a été donnée. Je reconnais que si cette intervention chirurgicale réussit, il en résultera pour moi une stérilisation permanente et qu'il me sera donc impossible d'engendrer ou de concevoir un enfant.
J'autorise toute autre opération non prévisible mais qui s'avèrerait nécessaire lors de cette intervention chirurgicale et pour laquelle il serait alors impossible d'obtenir mon consentement.
J'autorise également l'établissement à disposer des tissus ou organes prélevés.

| Date | Année | Mois | Jour | Signataire : usager ou personne autorisée | Témoin à la signature |
|---|---|---|---|---|---|
| Date | Année | Mois | Jour | * Contresignataire : médecin ou dentiste responsable de l'intervention | Témoin à la signature |

**4- CONSENTEMENT À L'ANESTHÉSIE**

Je consens à ce que, à l'occasion de _____

me soit administrée une anesthésie générale ou _____

par le docteur _____ ou un autre médecin de l'établissement ayant des privilèges en anesthésie.
Je reconnais avoir été informé-e de la nature et des risques ou effets possibles de cette anesthésie.

| Date | Année | Mois | Jour | Signataire : usager ou personne autorisée | Témoin à la signature |
|---|---|---|---|---|---|
| Date | Année | Mois | Jour | * Contresignataire : médecin ou dentiste responsable de l'intervention | Témoin à la signature |

**\* Par sa signature, le contresignataire marque son engagement solidaire avec le contenu du document**

FORMULE DE CONSENTEMENT (C.H.) (C.L.S.C.)

216

## 5A- CONSENTEMENT À DES EXAMENS OU TRAITEMENTS PARTICULIERS

J'autorise le docteur _____ à me faire subir l'examen

ou le traitement suivant : _____
<br>*Description de l'examen ou du traitement*

Le nombre de traitements de SISMOTHÉRAPIE autorisé, le cas échéant, est de _____ à _____

Je reconnais que le médecin ou dentiste traitant m'a expliqué la nature et les risques ou effets possibles de cet examen ou traitement.

| Date Année | Mois | Jour | Signataire : usager ou personne autorisée | Témoin à la signature |
|---|---|---|---|---|
| | | | | |

## 6A- REFUS DE SUBIR UN EXAMEN OU UN TRAITEMENT PARTICULIER

Je refuse de subir l'examen ou le traitement suivant :

_____
<br>*Description de l'examen ou du traitement*

Cet examen ou ce traitement m'a été recommandé par : _____
<br>*Nom du médecin ou du dentiste responsable*

Je reconnais avoir été informé des risques ou des conséquences que peut entraîner mon refus de subir l'examen ou le traitement qui m'a été recommandé.

| Date Année | Mois | Jour | Signataire : usager ou personne autorisée | Témoin à la signature |
|---|---|---|---|---|
| | | | | |

## 5B- CONSENTEMENT À DES EXAMENS OU TRAITEMENTS PARTICULIERS

J'autorise le docteur _____ à me faire subir l'examen

ou le traitement suivant : _____
<br>*Description de l'examen ou du traitement*

Le nombre de traitements de SISMOTHÉRAPIE autorisé, le cas échéant, est de _____ à _____

Je reconnais que le médecin ou dentiste traitant m'a expliqué la nature et les risques ou effets possibles de cet examen ou traitement.

| Date Année | Mois | Jour | Signataire : usager ou personne autorisée | Témoin à la signature |
|---|---|---|---|---|
| | | | | |

## 6B- REFUS DE SUBIR UN EXAMEN OU UN TRAITEMENT PARTICULIER

Je refuse de subir l'examen ou le traitement suivant :

_____
<br>*Description de l'examen ou du traitement*

Cet examen ou ce traitement m'a été recommandé par : _____
<br>*Nom du médecin ou du dentiste responsable*

Je reconnais avoir été informé des risques ou des conséquences que peut entraîner mon refus de subir l'examen ou le traitement qui m'a été recommandé.

| Date Année | Mois | Jour | Signataire : usager ou personne autorisée | Témoin à la signature |
|---|---|---|---|---|
| | | | | |

## 7- DEPART SANS CONGE

Je déclare quitter cet établissement de ma propre initiative, sur ma demande et contre l'avis des médecins ou dentistes traitants; je dégage donc l'établissement, son personnel et les médecins ou dentistes traitants de toute responsabilité découlant d'un tel départ.

| Date Année | Mois | Jour | Signataire : usager ou personne autorisée | Témoin à la signature |
|---|---|---|---|---|
| | | | | |

## 17. Notes d'observation

Exemple de feuille de notes d'observation combinant un formulaire d'enregistrement systématique de certaines données et des sections pour décrire plus en détail les observation.

Centre de santé et de services sociaux
du Sud-Ouest–Verdun

**PARAMÈTRES CLINIQUES**
(Courte durée)
Cocher les facteurs de risque de dépression respiratoire :

☐ Personne âgée (+ 75 ans)  ☐ Obésité morbide (IMC > 40)
☐ Naïf aux opiacés (débuté < 1 sem.)  ☐ Insuffisance rénale
☐ Maladie pulmonaire  ☐ Traumatisme crânien
☐ Apnée du sommeil
☐ Prise concomitante de médicaments dépresseurs du SNC

Année : _____  DATE :
Mois : _____  HEURE :

| | | | | | | | | | | | |
|---|---|---|---|---|---|---|---|---|---|---|---|
| **SIGNES VITAUX** | Pression artérielle | | | | | | | | | | |
| | F.C. | | | | | | | | | | |
| | T° B: buccale R: rectale | | | | | | | | | | |
| | F.R. (/min.) | | | | | | | | | | |
| | SaO$_2$ (%) | | | | | | | | | | |
| | O$_2$ (%) | | | | | | | | | | |
| **DOULEUR** | Résultat de glycémie capillaire (mmol) | | | | | | | | | | |
| | Provoquée par : R: au repos M: à la mobilisation | | | | | | | | | | |
| | Qualité (sensation)* | | | | | | | | | | |
| | Région / Irradiation : | | | | | | | | | | |
| | Sévérité (0 à 10) | | | | | | | | | | |
| | Temps : C: constante E: épisodique | | | | | | | | | | |
| **SURVEILLANCE OPIACÉS (TIMBRES, P.O., S/C, I.M., I.V.)** | Amplitude respiratoire : P: profonde S: superficielle | | | | | | | | | | |
| | Ronflements : O: oui N: non | | | | | | | | | | |
| | Échelle de sédation : S: Sommeil normal, s'éveille facilement 0: Alerte 1: Parfois somnolent, s'éveille facilement 2: Fréquemment somnolent, s'éveille à l'appel 3: S'éveille difficilement à l'appel et à la stimulation manuelle | | | | | | | | | | |
| | Effets secondaires : A: Aucun *: Voir notes | | | | | | | | | | |
| | Selles (consistance / quantité)* | | | | | | | | | | |
| | Miction | | | | | | | | | | |
| | [Taille (m) _____] Masse (kg) | | | | | | | | | | |

* **LÉGENDE :**

**Douleur : Qualité (sensation) :**  T : Tiraillement  CC : Coup de couteau  PULS : Pulsation  CE : Choc électrique  B : Brûlure
C : Crampe  S : Serrement  PINC : Pincement  PNT : Point  E : Élancement  PIC : Picotement  PES : Pesanteur

**Selles : Consistance : L: Liquides  M: Molles  F: Formées  /  Quantité : 0: Aucune  P: Peu abondantes  N: Normales  A: Abondantes**

PARAMÈTRES CLINIQUES

CSSS SOV/DSI/230A/2008-02

# ANNEXE II

## Liste des abréviations et des symboles

Loin d'être exhaustive, cette liste est constituée d'abréviations et de symboles acceptables pour rédiger des notes d'évolution au dossier du client. Leur utilisation est reconnue dans la mesure où il n'y a pas d'ambiguïté possible. Les expressions latines sont mises entre parenthèses.

## Unités de mesure

Les abréviations et symboles des unités de mesure ne sont jamais suivis d'un point, sauf si c'est le point final d'une phrase. Ils ne prennent pas la marque du pluriel.

| | |
|---|---|
| Calorie | cal |
| Centigramme | cg |
| Centimètre | cm |
| Degré Celsius | °C |
| Gramme | g |
| Heure | h |
| Kilogramme | kg |
| Kilojoule | kJ |
| Litre | l ou L (**L** est admis s'il y a risque de confusion entre la lettre **l** et le chiffre **1**) |
| Livre | lb |
| Mètre | m |
| Microgramme | mcg ou µg |
| Milliéquivalent | mEq |
| Milligramme | mg |
| Millilitre | ml (le symbole **L** n'est jamais admis dans la formation des dérivés du litre : **dl**, **cl**, **ml**) |
| Millimètre | mm |
| Millimole | mmol |
| Minute | min |
| Seconde | s |

Tiré de :

CAJOLET-LAGANIÈRE, Hélène et Noëlle GUILLOTON. *Le français au bureau*, Québec, Les Publications du Québec, 2005, 754 pages.

RAMAT, Aurel. *Le Ramat de la typographie*, Montréal, Aurel Ramat éditeur, 2005, 191 pages.

## Moment et fréquence d'administration des médicaments

Les mots entre parenthèses sont en langue latine, ce qui explique que l'abréviation ne dérive pas des mots en français.

| | |
|---|---|
| À volonté (*ad libitum*) | ad lib. |
| Au besoin (*pro re nata*) | PRN ou p.r.n. |
| Au coucher (*hora somni*) | h.s. |
| Après-midi (*post meridiem*) | p.m. |
| Après les repas (*post cibum*) | p.c. |
| Avant les repas (*ante cibum*) | a.c. |
| Avant-midi (*ante meridiem*) | a.m. |
| Chaque (*quaque*) | q. |
| Chaque jour (*quaque die*) | q.d. |
| Chaque heure (*quaque hora*) | q.h. |
| Deux fois par jour (*bis in die*) | b.i.d. |
| Immédiatement (*statim*) | stat. |
| Quatre fois par jour (*quater in die*) | q.i.d. |
| Toutes les deux heures (*quaque 2 hora*) | q.2h. |
| Toutes les trois heures (*quaque 3 hora*) | q.3h. |
| Toutes les quatre heures (*quaque 4 hora*) | q.4h. |
| Trois fois par jour (*ter in die*) | t.i.d. |
| Une fois par jour (*die*) | die |

## Présentation des médicaments

| | |
|---|---|
| Capsule (*capsula*) | caps. |
| Collyre (*collyrium*) | coll. |
| Comprimé | co. |
| Élixir (*elixir*) | elix. |
| Gélule | gél. |
| Goutte *(guttae)* | gtt. |
| Liquide | liq. |
| Lotion | lot. |

| | |
|---|---|
| Onguent (*unguentum*) | ung. |
| Pastille | past. |
| Suppositoire | supp. |
| Suspension | susp. |

## Voies d'administration des médicaments

| | |
|---|---|
| Inhalation | inhal. |
| Instillation | instill. |
| Intradermique | I.D. |
| Intramusculaire | I.M. |
| Intrarectal | I.R. |
| Intravaginal | intravag. |
| Intraveineux | I.V. |
| Irrigation | irrig. |
| Œil droit (*oculus dexter*) | O. D. |
| Œil gauche (*oculus sinister,* | O. S. |
| *oculus laevus*) | O. L. |
| Oreille droite (*auris dextra*) | a. d. |
| Oreille gauche (*auris sinistra,* | a. s. |
| *auris laeva*) | a. l. |
| Oreilles, les deux (*auris uterque*) | a. u. |
| Par la bouche (*per os*) | p.o. ou PO |
| Sous-cutané | *S. C.* |
| Sublingual | S.L. |
| Topique | top. |
| Yeux, les deux (*oculus uterque)* | O. U. |

## Termes couramment utilisés

| | |
|---|---|
| Abdominal, abdomen | abd. |
| Admission | adm. |
| Ampoule | amp. |
| Diagnostic | Dx |
| Droit | dr. |
| Douleur | dlr/doul. |
| Douleur rétrosternale | DRS |
| Électrocardiogramme | ECG |
| Électroencéphalogramme | EEG |
| Formule sanguine complète | FSC |
| Gauche | gche |

| | |
|---|---|
| Glycémie | glyc. |
| Hémoglobine - Hématocrite | Hb Ht |
| Injection | inj. |
| Irrégulier | irrég. |
| Jusqu'à | ad |
| Liquide céphalo-rachidien | LCR |
| Membres inférieurs | m. i./mem. inf. |
| Membres supérieurs | m. s./mem. sup. |
| Pansement | pans. |
| Pouls | P ou pls |
| Prémédication | préméd. |
| Pression artérielle | P.A. |
| Postopératoire | postop. |
| Radiographie (Rayons-X) | R-X |
| Régulier | rég. |
| Respiration | R ou resp. |
| Salle d'opération | s. op. |
| Saturométrie (oxymétrie pulsée) | $SpO_2$ |
| Signes vitaux | S.V. |
| Température | T° |
| Traitement | Tx |
| Vaginal | vag. |

**N. B. Tous les symboles chimiques sont acceptables.**

## Autres abréviations utiles

| | |
|---|---|
| C'est-à-dire | c.-à-d. |
| Environ | env. |
| Exemple | ex. |
| Maximum | max. |
| Minimum | min. |
| Nombre | nbre ou nb |
| Numéro | N° ou n° |
| Par exemple | p. ex. ou e.g. (*exempli gratia*) |
| Quantité | quant. |
| Quelque | qq |
| Quelque chose | qqch. |
| Quelquefois | qqf. |
| Quelqu'un | qqn |
| Question | quest. ou Q |

On retiendra que, pour former une abréviation, les règles suivantes s'appliquent :

- On supprime les lettres finales, toujours devant une voyelle. L'abréviation prend le point abréviatif, car sa dernière lettre n'est pas celle du mot entier.

  hôp. (hôpital)     dép. (département)     auj. (aujourd'hui) ;

- On supprime des lettres à l'intérieur du mot, surtout des voyelles. L'abréviation ne prend pas le point abréviatif, car sa dernière lettre est celle du mot entier.

  tjs (toujours)     jms (jamais)

Tiré de :

CAJOLET-LAGANIÈRE, Hélène et Noëlle GUILLOTON, *Op. cit.*, p. 448.

RAMAT, Aurel. *Op. cit.*, p. 46.

Les abréviations ont leur utilité parce qu'elles facilitent la compréhension de ce qui est écrit. Elles doivent être comprises par tous. On ne doit pas en inventer dans le seul but de raccourcir le texte.

## Symboles

| | | | |
|---|---|---|---|
| Augmenté, levé | ↑ | Inférieur à (plus petit que) | < |
| Avec | c̅ | Nombre | # |
| Différent de | ≠ | Nombre de fois | X |
| Degré d'angle | ° | Pas de | ∅ |
| Égal ou inférieur à | ≤ | Plus ou moins | ± |
| Égal ou supérieur à | ≥ | Prescription | ℞ |
| Diminué, baissé | ↓ | Presque, environ, | |
| Femme | ♀ | approximativement | ≈ |
| Homme | ♂ | Sans, absence de | ō |
| | | Supérieur (plus grand que) | > |

# INDEX

224